朝日新書
Asahi Shinsho 507

なんでもホルモン

最強の体内物質が人生を変える

伊藤　裕

朝日新聞出版

書／武田双雲

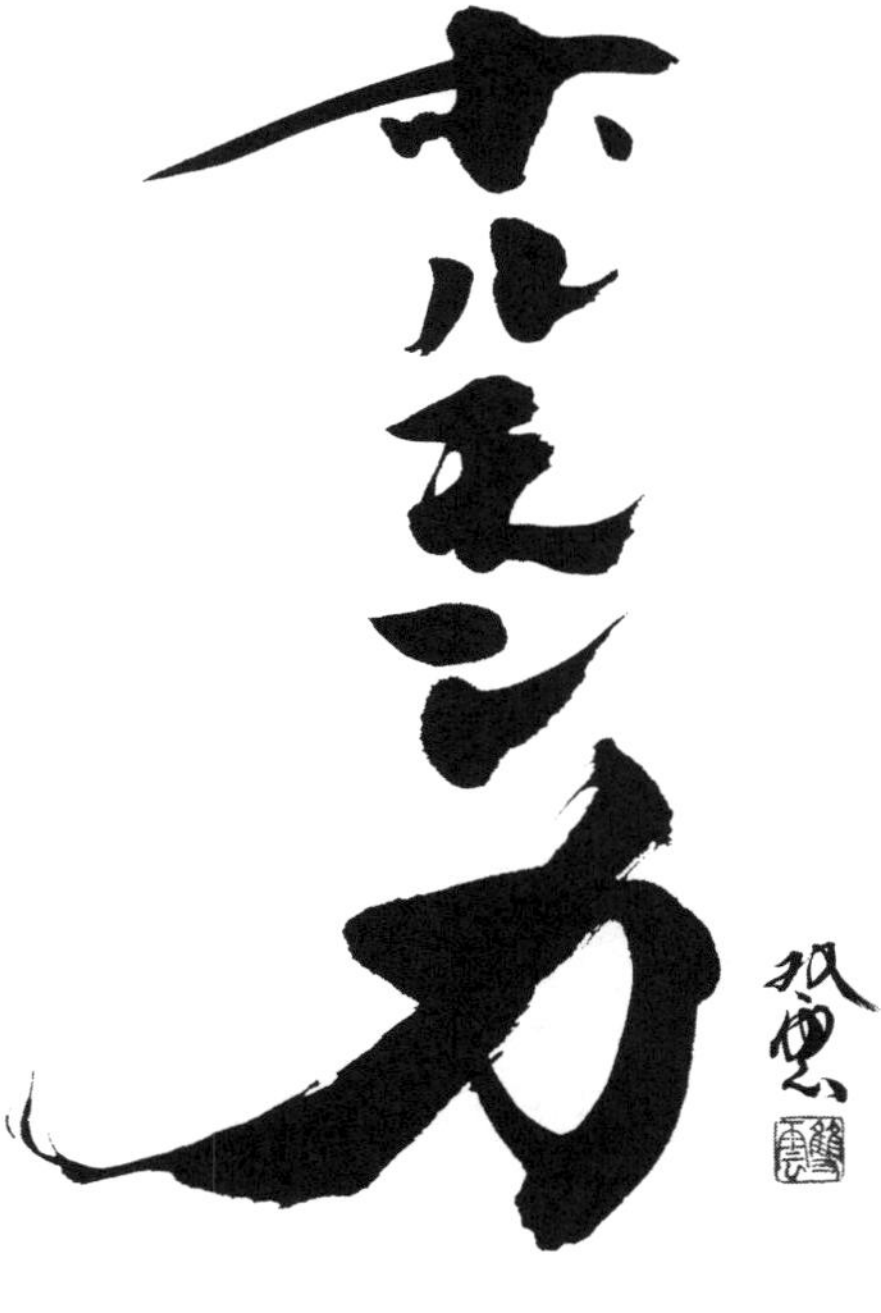
ホルモン力

JASRAC 出 1502196-501
図版・イラスト／二階堂ちはる

ホルモン人体地図

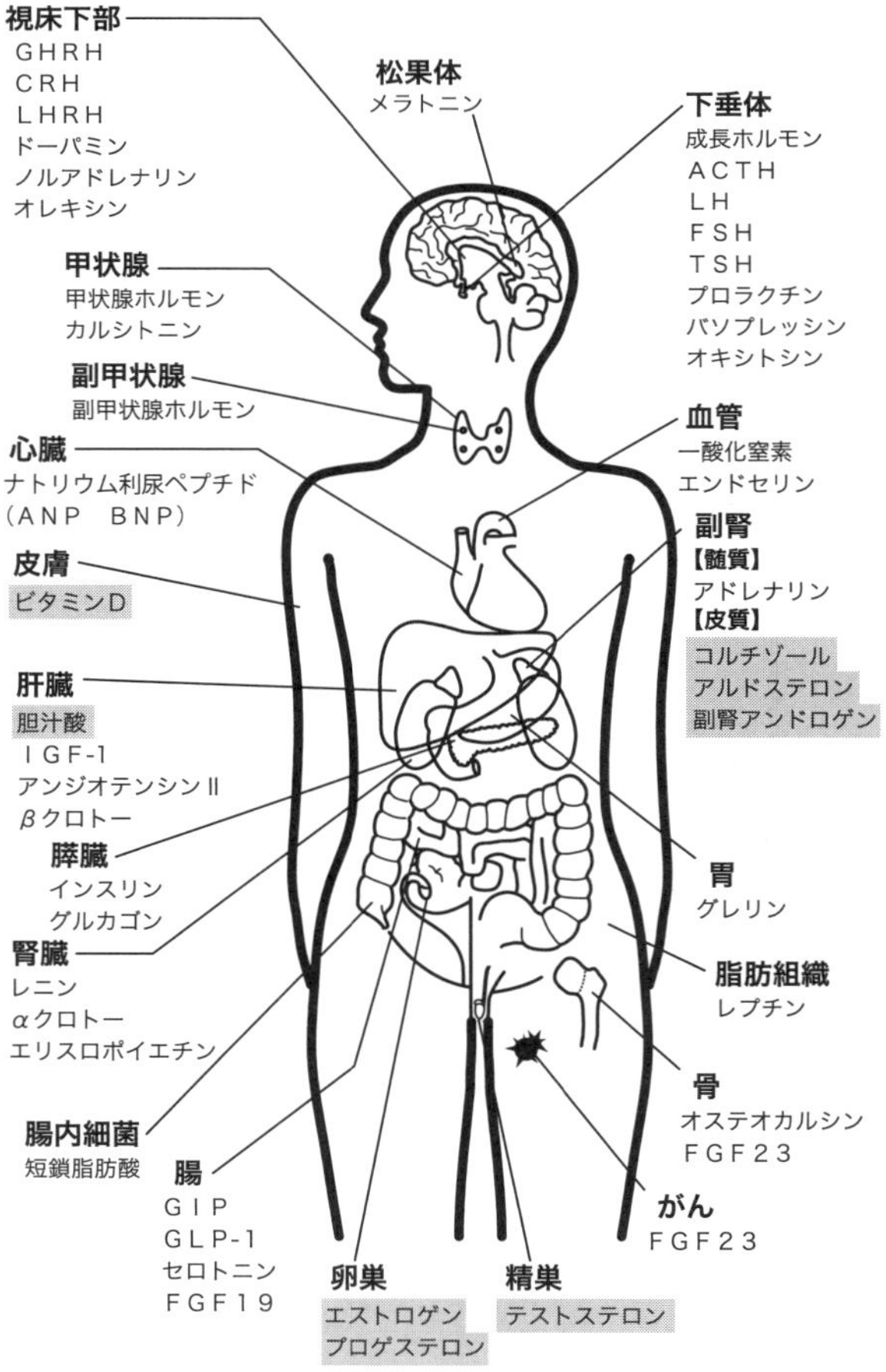

＊ がかかっていないのがホルモンA君（アミノ酸から作られるホルモン）、
 がホルモンBさん（コレステロールから作られるホルモン）

主要ホルモンたちの役割

視床下部

GHRH●成長ホルモンの分泌を促す

CRH●ACTHの分泌を促す

LHRH●LH、FSHの分泌を促す

ドーパミン●自分が興味を持った物を何としてでもゲットしようという気にさせる。プロラクチンの分泌を抑える

ノルアドレナリン●集中力を高め、記憶力も強くする

オレキシン●覚醒を促す

松果体

メラトニン●夜に分泌され、生体時計のリズムを調整する

下垂体

成長ホルモン●ヒトの成長をコントロールする

ACTH●副腎を刺激する

LH（黄体化ホルモン）●性腺を刺激する

FSH（卵胞刺激ホルモン）●性腺を刺激する

TSH●甲状腺を刺激する

プロラクチン●妊娠・出産・育児に作用する

バソプレッシン●尿がたくさん出すぎるのを防ぐ。縄張り意識を高める。男性的な愛情表現を強める

オキシトシン●子宮を収縮させる。パートナーとの絆を強くする

甲状腺

甲状腺ホルモン●エネルギーを作り出す。成長ホルモンを助ける

カルシトニン●カルシウム濃度を調節する

副甲状腺

副甲状腺ホルモン●骨からカルシウムを取り出して〝興奮〟状態に導く

血管

一酸化窒素●血管を広げる最もパワーのある善玉ホルモン

エンドセリン●最強の血管収縮ホルモン

心臓

ナトリウム利尿ペプチド（ANP、BNP）●血管を広げ、腎臓から尿、塩を排出する

皮膚

ビタミンD●カルシウムの吸収を促す。骨を作る細胞を活性化する

副腎

【髄質】

アドレナリン●外敵に立ち向かうために発奮する

【皮質】

コルチゾール●血糖を上げる。炎症を抑える

アルドステロン●塩を体にため込む
副腎アンドロゲン●女性にとっての男性ホルモン

肝臓

胆汁酸●エネルギー消費を促す。GLP-1の分泌を促す
IGF-1●筋肉や骨に働きかけて、成長を促す。がんにも関係
アンジオテンシンⅡ●血管を収縮させ、アルドステロンを分泌させ、血圧を上げる
βクロトー●コレステロールや胆汁酸の合成を制御する

胃

グレリン●成長ホルモンを分泌させる。食べることを促す

膵臓

インスリン●血糖を下げる。エネルギーをため込む
グルカゴン●血糖を上げる

腎臓

レニン●アンジオテンシンⅡを作り出し、血圧を上げる
αクロトー●カルシウムやリン濃度を調節する
エリスロポイエチン●骨髄に働いて、赤血球を作る命令を出す

腸内細菌

短鎖脂肪酸●肥満や免疫を調節する〝ホルモンもどき〟

腸

GIP●インスリンの分泌を促進する
GLP-1●インスリンの分泌を促進する。食べることを抑制する
セロトニン●心身を安定させる
FGF19●胆汁酸やコレステロールの合成を調節する

脂肪組織

レプチン●食べることを抑える

骨

オステオカルシン●インスリンの分泌を高める
FGF23●ビタミンDの産生を抑え、骨がやせ細っていくのを防ぐ

がん

FGF23●ビタミンDの産生を抑え、骨がやせ細っていくのを防ぐ

精巣

テストステロン●男性ホルモンの代表。男性らしい筋肉や骨格を作る

卵巣

エストロゲン●排卵の準備をする。血管や骨を守る
プロゲステロン●排卵を抑制し、受精した卵が子宮でうまく育つように準備をする

目次

第一章　ホルモンは伝えて助け合う

第二章　うまく生きるためのホルモン・ベストテン

No.03 成功するためのホルモン　男性ホルモン　111

No.04 家内安全のためのホルモン　女性ホルモンとミルクホルモン　135

第三章 「ホルモン力」楽々強化法 239

プロローグ

私たちの生活はすべてホルモンが決めている

私たちは生まれてから死ぬまで、実にさまざまなことを経験します。子どもから大人へとどんどん成長して、気の合った仲間も増え、やがて人を好きになり子どもができ、仕事のため、家庭のために馬車馬のように頑張って、そのうち体がだんだん弱り、がんになったり、病気を患って最後は死んでいく。**そうした生活のすべて――性格、友達の数、恋愛経験、食欲、睡眠の深さ、老化のスピード、がんになりやすいかどうか、寿命など――は、実は全部、私たちの体自らが作り出す「ホルモン」と呼ばれる物質が決めています。**

「ホルモン力」を強くすることができれば、私たちは、いつもご機嫌でいられて、気の合う友達に囲まれ、食べるものも美味しく感じ、恋にときめき、いっぱい感動して、イキイキ健康的に長生きできます。

我々は興奮するために生きている

「ホルモン」とは何でしょうか？

たまに耳にする「ホルモン」という言葉――ホルモン剤、ホルモン焼きなど、何となく「ホルモン」は私たちを元気にしてくれる、日ごろの疲れを癒やしてくれそうな響きを持っています。

「ホルモン」は、今からおよそ100年前、1905年（明治38年）、イギリスの生理学者アーネスト・スターリングによって、ギリシア語の「hormaein, 刺激する、興奮させる」という言葉から作られました。

ホルモンは、私たちの体で作られるオリジナルな物質で（人工的な合成物質ではありません。**だからホルモンには変な副作用がありません**）、**そして、我々を「興奮させてくれる」ものです。**

ところで、我々はなぜ生きているのでしょうか？

私は、シンプルに、結局、「人は興奮するために生きている」と思っています。我々が生きたいと思えるのは、何かに興奮して楽しいと思いたいからです。

それでは、「興奮」とは何でしょうか？

かいつまんで言うと、生活の「場面転換」です。お芝居を見に行くと、〝回り舞台〟が使われていることがあります。これは、舞台がいくつかに仕切られていて（この「仕切り」ということが、興奮を生む、仕掛けそのものです。私たちの体の興奮でも大切になります）、舞台が回転して、あっという間に今までと違う場面になります。その時の清々しさ、ワクワク感が興奮の源になります。

「ホルモン」は私たちを「興奮」させてくれる物質です。その場の状況に応じて、生活の場面転換をしてくれます。私たちがイキイキと生きるためになくてはならないものです。ホルモンが生活すべてのカギを握っているのです。

私たちみんなが自分自身で作って持っている「ホルモン」の素晴らしさを、多くの人に知ってもらい、そして「ホルモン力」を楽しい人生のために生かしてもらうために、この本は書かれました。

興奮・元気の素「ホルモン」とは？

私たちの体は、「細胞」と呼ばれる小さく〝仕切られた〟部屋がたくさん集まってできています。その数は60兆個に及び、２００種類以上あります。ある種類の細胞の集団が

〝興奮〟すると、その興奮が、別の種類の細胞の集団を興奮させ、これが連動することで、大きな〝興奮〟が湧き起こっていきます。こうして私たちは、体全体として〝興奮〟して、そして元気になるのです。

私たちを興奮させ、そして生きる元気を与えてくれる「ホルモン」は、興奮した細胞で作られ、そしてその細胞の外に出て行って、別の細胞に働きかけ、その細胞を興奮させる化学物質です（細胞の外に出されることを、「分泌」といいます）。

体の中を網の目のように行きかう血管（その長さは、10万キロメートルに及び、地球を2周半する長さです）は、体のいろいろな細胞（そして、それが集まってできている「臓器」）同士が連絡し合うために設けられた通路です。もともとは、ホルモンは、興奮した細胞から出たあと、この通路に入り込み、この通路を通って、別の細胞に到達して、その細胞を興奮させる物質として命名されました。**つまりホルモンは「血管の中を行きかう興奮伝達物質」です**（22ページの注参照）。

ホルモンそれぞれの効能

現在までに、ホルモンは１００種類以上発見されています。大切なことは、これほどたくさんあるホルモンは、**ホルモンごとに厳格に決められた細胞だけを興奮させる**ということです。

ホルモンは、なぜそんなに正確無比に自分が働くべき細胞を選んでいるのでしょうか？

血液の中に放たれたホルモンは、全身を循環し、どんな細胞にもくまなく到達します。しかし、自分をキャッチする〝受け手〟を持った細胞のところにだけ停止して、それ以外の細胞の前は素通りしてしまいます。

このホルモンを受け止める〝受け手〟は「ホルモン受容体」と呼ばれています。

つまり**それぞれのホルモンに対して、そのホルモンに特別な「ホルモン受容体」が存在するの**です。ホルモンは、そのホルモン受容体を持った細胞だけを興奮させます。**逆に、受容体を持たない興奮物質――つまりどんな細胞でも興奮させてしまう物質――はホルモンとは呼びません。**

全国各地の温泉には、それぞれの温泉に特有の効能があります。それと同じように、それぞれのホルモンにも、独特の〝効能〟があります。それは、それぞれのホルモンが効果を発揮する細胞が別々だからです。

ホルモンの仰天新事実――「若返りホルモンはあります！」

私は以前に書いた『臓器は若返る』（朝日新書、２０１０年）で、ヨーロッパに古来から言い伝えられている「若返りの泉」についてお話ししました。この泉の水を浴びるとたちどころに若返るという伝説を、16世紀ルネッサンスの画家ルーカス・クラナッハが見事に描いています［20ページの図］。

ヨーロッパ各地から噂を聞きつけて馬車に乗せられ、やってきた老女たちが図の中央に描かれた噴水の水を浴びた途端、瑞々しい女性に変身する様が鮮やかに描かれています。

この時には、そんな一発逆転できる万能の若返り薬などを期待してはいけないと書いたのですが、ひょっとしたら、この伝説は真実を物語っていたかもしれないという新事実が最近続々と（２０１１～14年）報告されてきました。

血液の中に、私たちの臓器を〝若返らせる物質〟が含まれている可能性が、いくつかの研究室から示されたのです。

彼らは、「パラビオーシス」という実験を行いました［21ページの図］。

すこし残酷ですが、２匹のマウスを、お互いの皮膚を切開して、二つの体が密着するよ

「若返りの泉」

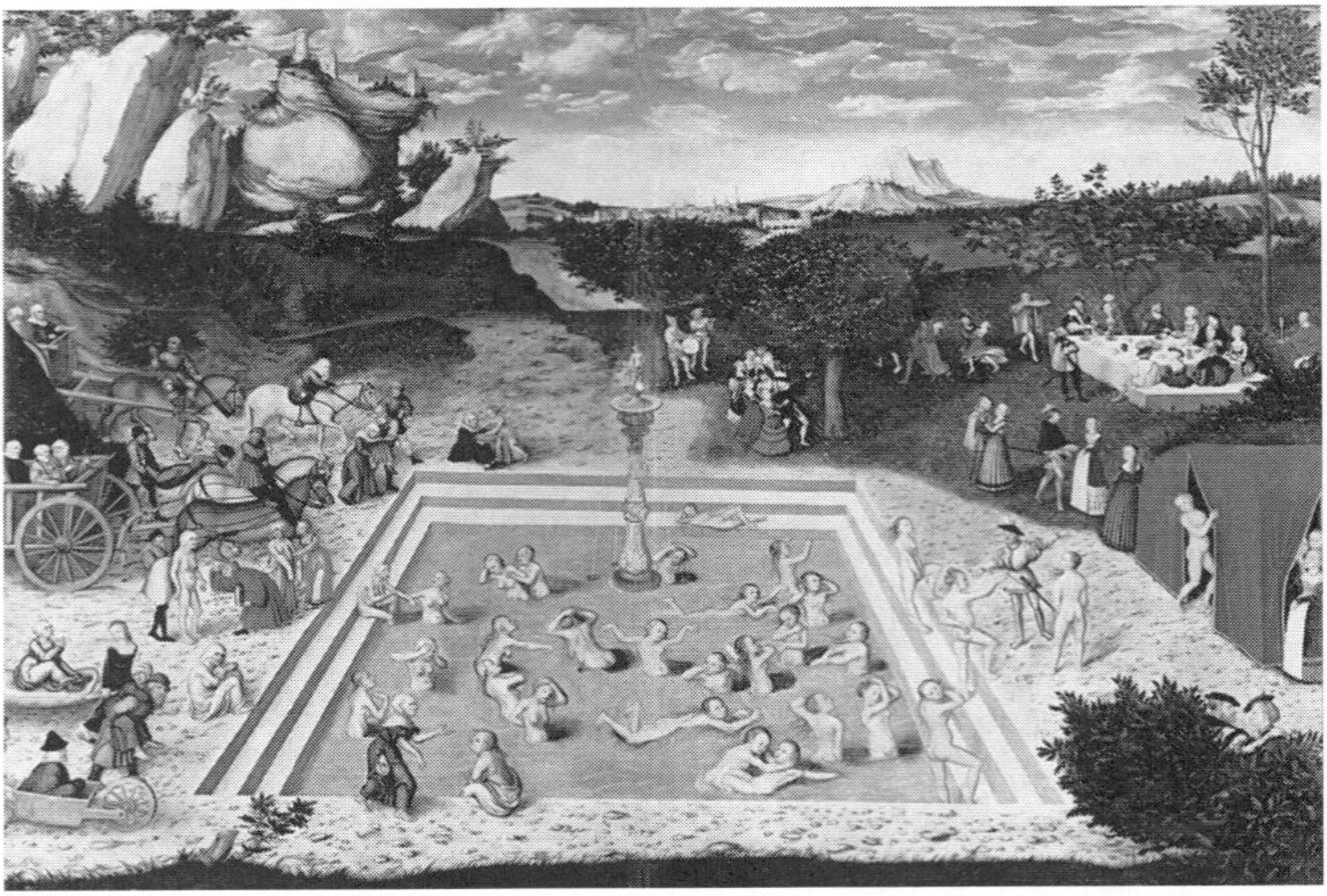

ルーカス・クラナッハ作／ベルリン国立美術館所蔵

うに皮膚を縫い合わせます。すると、血管が、一方のマウスから他方のマウスに交通するようになります。

若いマウスと年老いたマウスをパラビオーシスすると、年老いたマウスで見られた心臓の肥大が消失し、筋肉細胞が再生して、低下した筋力や持続力が、若者マウスのように回復したのです。また、認知機能が落ちたマウスの神経細胞の突起の数が元に戻ることも観察されました。さらに、若いマウスの血液を年寄りマウスに輸血すると記憶テストの成績が回復しました。

こうした実験は、**若いマウスの血液の中には、心臓、筋肉や神経を若返らせる物質、つまり〝若返りホルモン〟が含まれている**

パラビオーシスの実験――若返り物質は交換できる

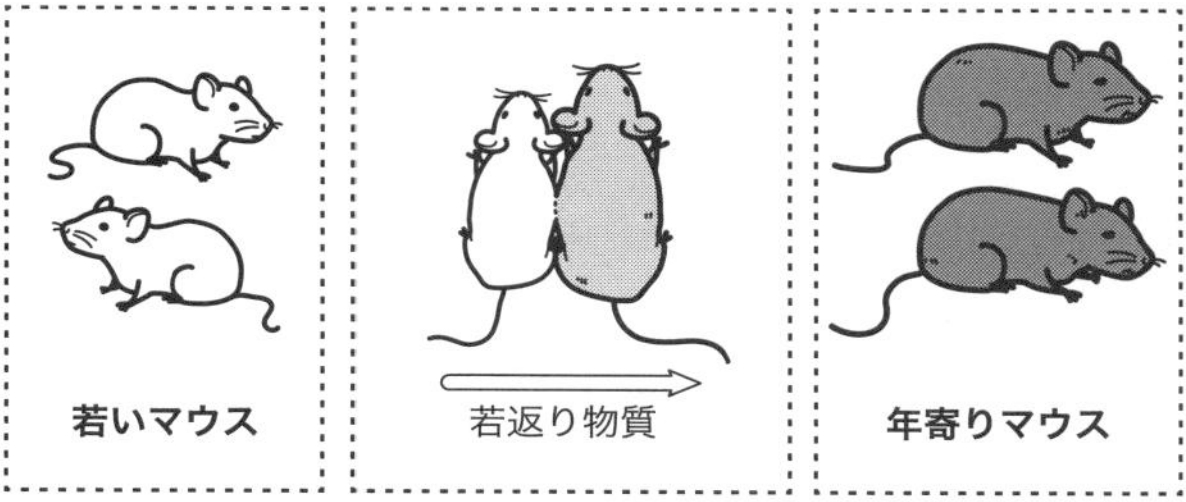

パラビオーシス手術とは上に示すように、２匹のマウスの腹部に切開を入れた後、結合する手術です。傷が治る過程で、血液が行き来できるようになります。中央に示すように若いマウスと年寄りマウスを結合すると、年寄りマウスは若返ります

ことを見事に証明したのです。

白髪の老人、ドラキュラ伯爵が、若い女性の血を吸うことで若返り、髪の毛も黒くなり、精悍な顔つきに変身するというお話もまんざら夢物語ではなかったのです。

我々自身が作り出している体内物質であるホルモンのことをよく知って、仲よくすることができれば、私たちは、これまでの生活を見違えるように変えることができます。

ホルモンたちはきっと我々の夢をかなえてくれます。

（注）ホルモンの定義

15ページで述べたように、**ホルモンはもともと、ある臓器の細胞から分泌されて、血液に運ばれ、他の臓器の細胞に働く物質を意味していました（「狭義のホルモン」）**。

一方、同じく、細胞が分泌する物質でも、白血球などの細胞が分泌して、血管の中に入ることなく、ごく近くにいる細胞に作用する物質は〝**サイトカイン**〟（〝細胞が分泌する物質〟という意味、エリスロポイエチンやインターロイキンなど）と呼ばれました。

また、神経の細胞（ニューロン）から分泌されて他の神経細胞に働く物質は、〝**神経伝達物質**〟（ドーパミンやノルアドレナリンなど）と呼んで、これらの物質は、ホルモンと区別されていました。

しかし、研究が進むと、ホルモンが血液の中に入らずに、近くの細胞に作用することもよくあることがわかってきましたし、また神経細胞が、ホルモンとみなされていた物質を分泌することもわかってきました。そうなると、ホルモン、サイトカイン、神経伝達物質という区別はあまり意味がなくなってきました。

そこで、**この本では、ある細胞から分泌され、その〝興奮〟を他の細胞に伝える物質をすべてホルモン（「広義のホルモン」）として扱うことにします。**

体験！　2015年ホルモンの旅

それでは、まず最初に、私たちの元気の素、「ホルモン」になったつもりで、〝ホルモン生活〟をご体験ください。

数多く存在するホルモンは大まかに二つの種類に分類されます。ここでは、仮に、その代表をそれぞれ「ホルモンA君」と「ホルモンBさん」と呼ぶことにします。

ホルモンA君の場合（アミノ酸から作られるホルモン）

僕は、いま細胞の中の〝分泌顆粒〟と呼ばれる粒の中に仲間と一緒に入っている。**僕の体は、タンパク質を作っているアミノ酸と呼ばれる物質がいくつかつながってできている。**生まれは、細胞の中にある「核」と呼ばれる遺伝子が保管されているところ。人間の体は、

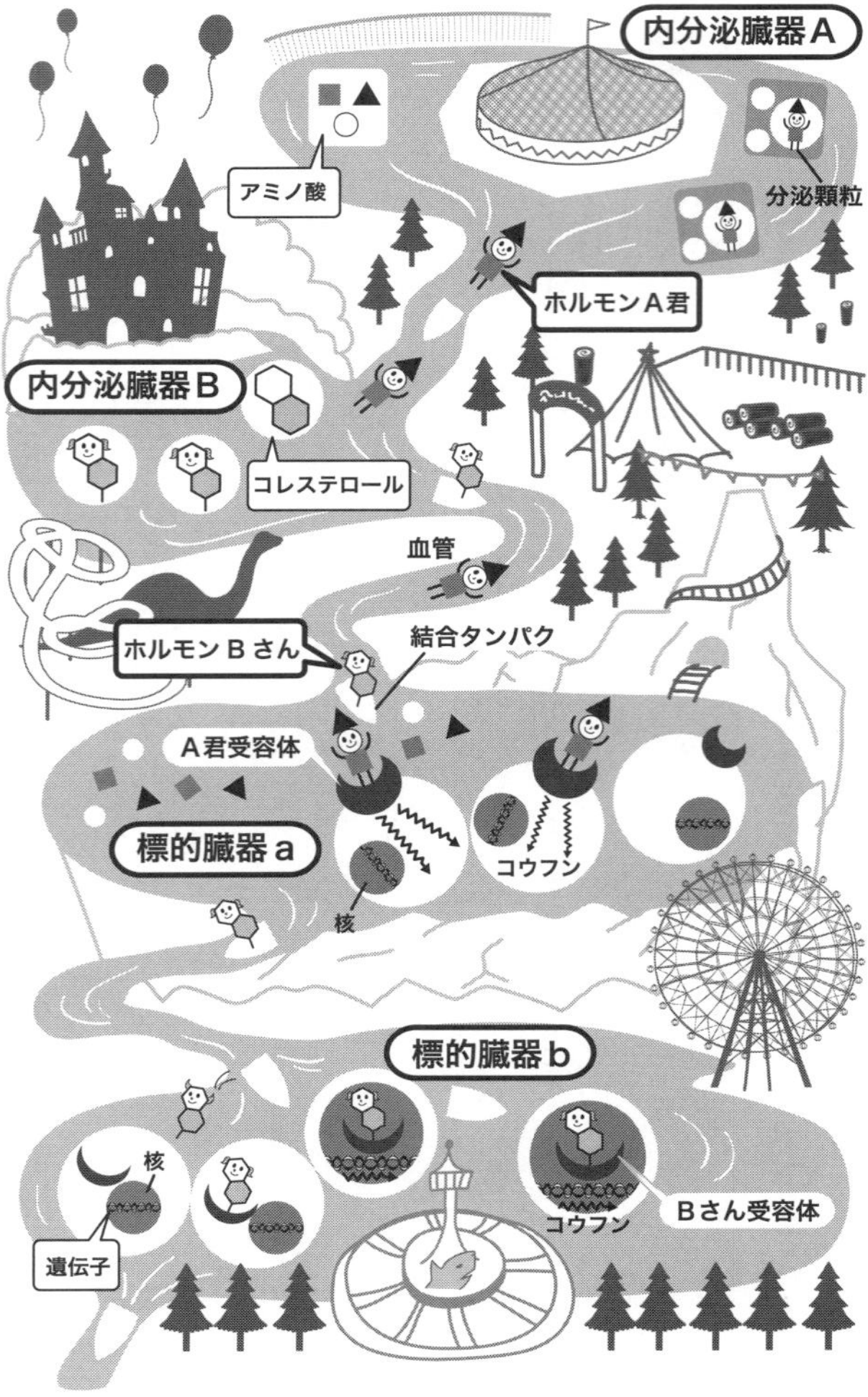
内分泌臓器A
アミノ酸
分泌顆粒
ホルモンA君
内分泌臓器B
コレステロール
血管
ホルモンBさん
結合タンパク
A君受容体
標的臓器a
コウフン
核
標的臓器b
核
遺伝子
コウフン
Bさん受容体

60兆個の細胞からできていて（地球の人口の約1万倍分！）、その種類は200種類以上にもなる。僕の故郷の〝ホルモン産生細胞〟は、こうしたたくさんの種類の細胞の中で特に〝興奮〟しやすい。自分の外の世界の状況が「いつもと違う」という気配を敏感に感じとることができる。すると、すぐに、自分の核の中の遺伝子の働きを活発にして、食べた栄養分から取り入れたアミノ酸を材料に、それらを連結させて、僕たちを作り出し、顆粒の中にパッケージする。そして、自分を取り巻く状況が、いよいよもっと激しく変わると、細胞の中のカルシウムの濃度が一気に上がり、それを合図に僕たちが入った粒を、細胞の外に放出する（分泌）。

細胞の外に出たあとは、自分だけをキャッチしてくれる「受容体（レセプター）」と呼ばれる〝受け手〟を目指して、僕たちは一目散に旅立っていく。受容体は、細胞の表面に待ち構えてくれている。幸い、受容体を持つ細胞が、分泌されたそばにある時、旅は短くてすむ。自分の故郷の細胞自身が受容体を持っていることもある。しかし、僕たちは、細胞から放出されたあと、血管に入って、遠くの臓器の受容体を持つ細胞まで旅をすることが多い。時に、人間が地球を一万回、回るぐらいの距離になることもある（血管の中に分泌されて血液に溶けて、運ばれていくことを〝内分泌〟と呼んでいる）。

僕たちは、一つ一つはとても小さいけれど、分泌された血液1滴の中には、100億個ぐらい存在している（しかし重さは100億分の1グラム）。自分を受け入れてくれる受容体にたどり着くまで、どんどん壊されて、材料だったアミノ酸にされてしまう。分泌されて、数分間で半分以上の仲間は血液の中から消えていく。

めでたく、受容体と結合することができると、今度はその細胞の中のカルシウム濃度を上昇させて、その細胞を素早く興奮させる。**僕たちが引き起こす興奮は、すぐに起こるが、冷めるのも、また早い。**

こうして僕たちのお役目は御免。僕たちはその細胞で壊されてしまう。僕たちの使命は、自分の故郷の細胞の興奮を、受容体を持っている細胞にだけ素早く正確に伝えることだ。

ホルモンBさんの場合（コレステロールから作られるホルモン）

私は、ホルモンA君より一回り体が小さい。10分の1程度。コレステロールと呼ばれる物質を原料にして作られているの。だから、私の仲間は、とても体つきが似ていて、自分だけのために存在するはずの受容体も、時にその相手を間違えてしまうこともあるわ。

ホルモンA君に比べて、作るのが簡単で、核の中でなく、核の外（細胞質）で簡単に作れる。コレステロールの形を変える「酵素」と呼ばれるさまざまな職人の手によって加工されてできあがり。私の故郷の細胞は、興奮すると、この職人たちを活発に働かせる。私たちは、分泌細胞の中の粒にためられることもなく、作られるとすぐに細胞の外に分泌されてしまうの。

私たちは、油分であるコレステロールの体を持っているので、水に溶けにくい。そのままでは、血液とはなじまない。〝水と油〟の悲哀。そこで、私たちは、血管の中に侵入すると、すぐに水になじみやすい「結合タンパク」と呼ばれるタンパク質と結合するの。結合タンパクは、私たちの乗り物。乗り物に乗っているために、ホルモンA君に比べて私たちは血液の中でどんどん壊されることはないので安心。また、私たちの体は、頑丈なコレステロールでできているので、もともと、ホルモンA君のようにすぐにバラバラにされることはないの。長く血液の中に滞在できる。分泌されたあと、仲間の数が半分になる時間は、数時間程度なの。

私たちの受け手、受容体は、細胞の中にある。ホルモンA君は、細胞の中に入れないけれど、私たちは油。細胞の壁も油でできている。油同士なので、私たちは、楽々細胞を通過して、私たちの受容体と会合できる。受容体と結合した私たちは、勇敢に核の中に入っていく。そしてそこで保管されている遺伝子に直接結合するの。そうして遺伝子の働きを活発にするのが私たちの役目。ホルモンA君のように、素早く作用を発揮することはないけれど、**ゆっくり、ずっと長く効き目を発揮することができる**のが私たちの強みなの。

さあ、どうでしょう？　何となく、たくさん種類があるホルモンたちの気持ち、そして、その生活を大まかにつかんでいただけたでしょうか。

それではホルモンたちの実生活をこれからご紹介していきます。

第一章　ホルモンは伝えて助け合う

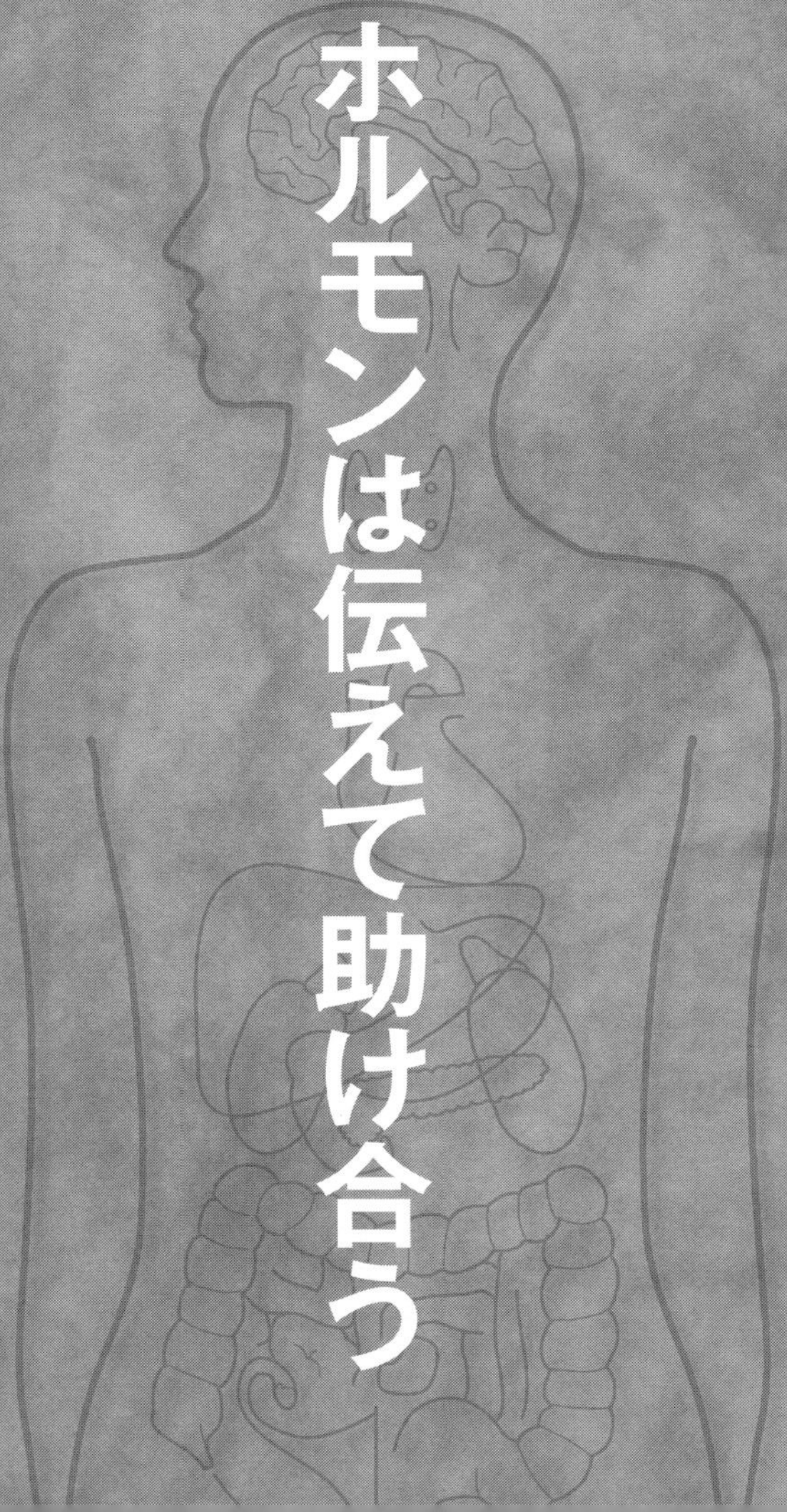

ホルモン焼きから見たホルモン

ホルモンというと、とかく、「ホルモン焼き」を連想される方が多いと思います。私たちが食べている「ホルモン焼き」は、「ホルモン」を作っている臓器なのでしょうか？

昭和初期の日本人にとって「ホルモン」は、「生命の基となる物質」であり、「若返りの秘薬」と思われていました。1936（昭和11）年東京・赤十字博物館で開催された「ホルモン・ビタミン展覧会」では、「東洋古来のホルモン思想」のコーナーで、ホルモンは、人間や動物の内臓や血液に多く含まれていると考えられ、古くから秘薬として珍重されていたことが紹介されています［上図］。

赤十字博物館で1936（昭和11）年に開催された「ホルモン・ビタミン展覧会」の展示パネル

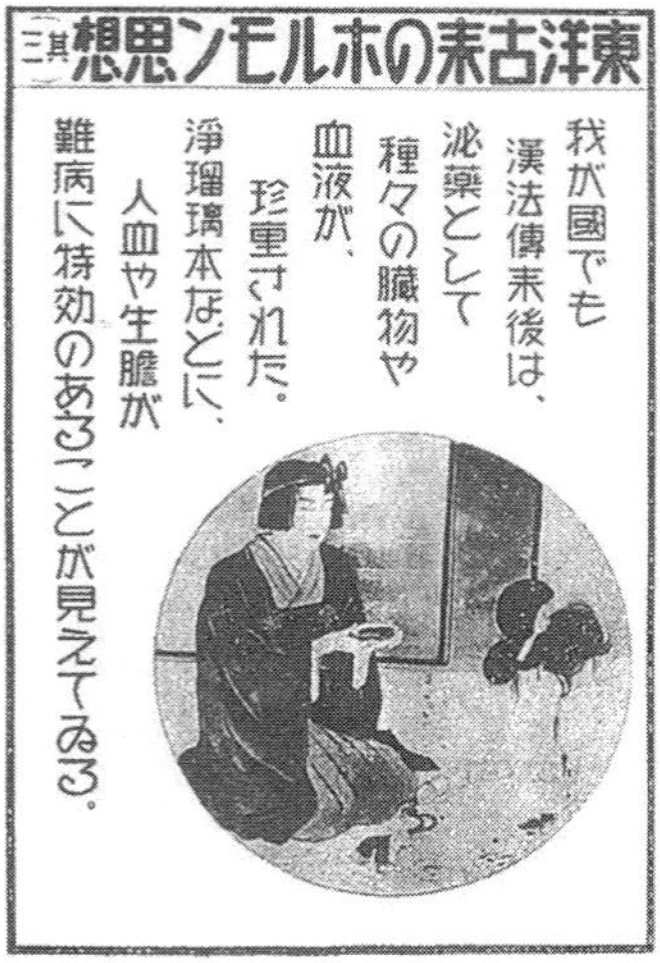
東洋古来のホルモン思想 其三
我が國でも
漢法傳来後は、
秘薬として
種々の臓物や
血液が、
珍重された。
浄瑠璃本などに、
人血や生膽が
難病に特効のあることが見えてゐる。

出典：『健康法と癒しの社会史』
（田中聡著、青弓社）

たしかに、ホルモンは、「我々

の臓器で作られ、臓器を養っている血管の中に分泌されて、体のほかの臓器に運ばれ、そこで効き目を発揮する」ものです。ですから、古来のホルモンに対する考えは、全く正しいと言わざるをえません。

　一方**「ホルモン焼き」は、内臓（臓物《ぞうもつ》）を焼く料理**です。狭い意味では、腸ですが、一般には、正肉（骨格筋）以外の〝かつて破棄していた部分を含む臓物〟——皮、胃、肝臓、心臓、腎臓などをグリルしたものです。

　大阪の洋食レストラン「北極星」を経営していた北橋茂男が、毎日捨てていた臓物を料理に使う方法を編み出し、「北∞ホルモン」として1940年に商標登録しています。大阪弁でいう「ほる（捨てる）もん（もの）」としてネーミングしたという穿《うが》った説もありますが、やはり当時認識されていた、元気が出る「ホルモン」に肖《あやか》ったようで

レストラン「北極星」——ホルモン発祥の地？

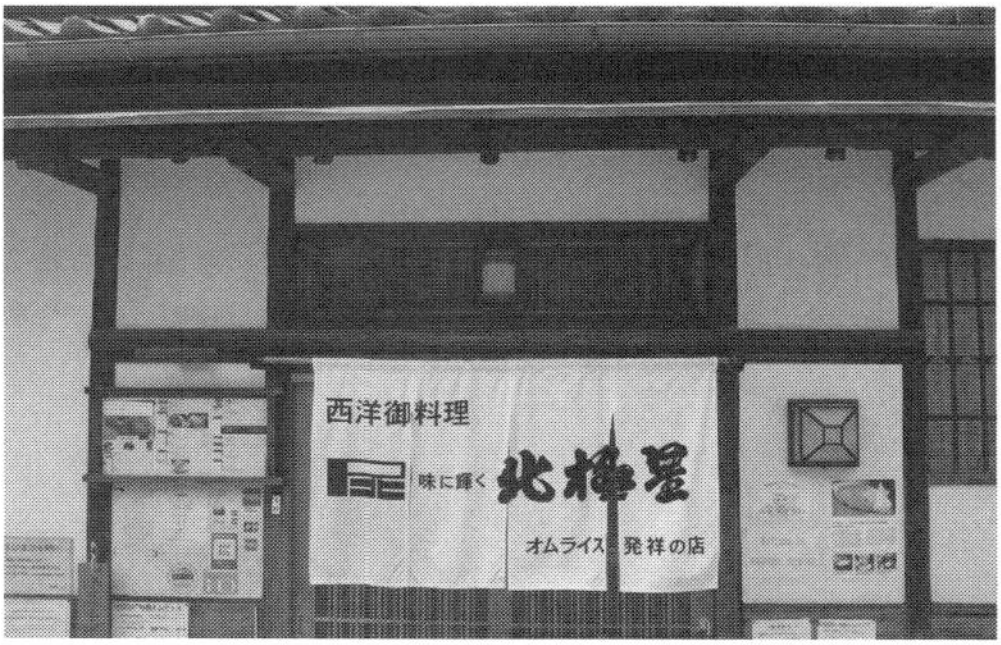

（著者撮影）

晩年の高峰譲吉とアドレナリン結晶のスケッチ
(助手・上中啓三の実験ノートより)

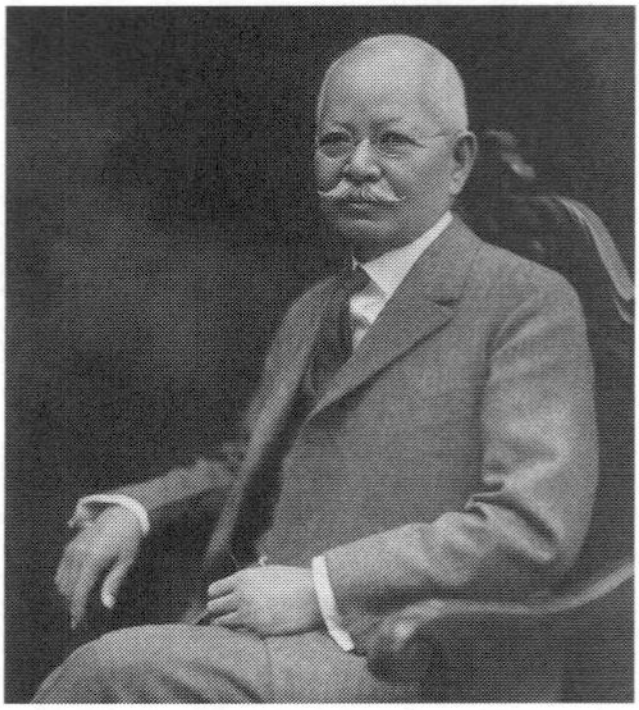

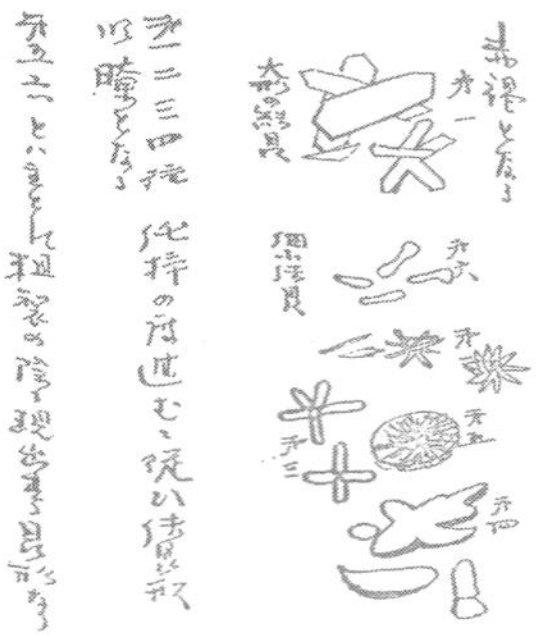

[写真左] 高峰譲吉博士顕彰会蔵/高岡市立博物館寄託
[右図] 出典:『高峰譲吉の生涯――アドレナリン発見の真実』(飯沼和正・菅野富夫、朝日新聞社)

す。レストラン「北極星」はいまだに大阪心斎橋に健在です。私も行ったことがありますが、オムライスが大変美味です[31ページの図]。ですから、私は、ホルモン焼きからホルモンを理解するのは正しい道だと思っています。

現在、ホルモンは100種類以上見つかっています。20世紀はまさにホルモン発見の世紀でした。**世界初のホルモンの発見は、日本人生化学者、高峰譲吉**[上図]**らによるアドレナリンの発見です。**1901年のことであり、実にホルモンという言葉が作られるよりも前に、日本人によりなされたノーベル賞級の偉業です。私は、2014年に、学会から「高峰譲吉賞」をいただきました。彼が住んでいたマンションは、ニューヨーク、セントラルパークの前に厳かに残っています［上図］。訪れた私は思わず、静かに背筋を正しました。

旧高峰譲吉宅（ニューヨーク）

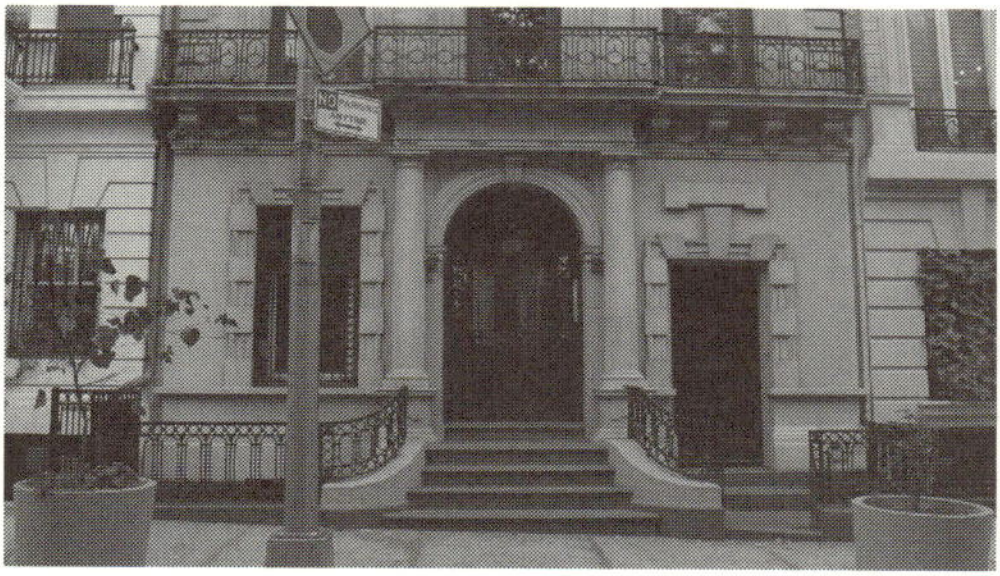

（著者撮影）

俗に「興奮すること」を「アドレナリンが出る」といいますが、第一号ホルモンであるアドレナリンは、まさにホルモンのなかのホルモンです。

20世紀の終わり、1980年代に、ホルモン発見のゴールドラッシュの時代が訪れます。この時期、高峰チルドレンである多くの日本人研究者がホルモンハンターとしてその名を世界に馳せることとなりました［34、35ページ表］。

食べても効かないホルモン、効くホルモン？

数あるホルモンを、私は、ホルモン焼きにちなんで、思い切って、大きく二つに分類するのがいいのではないか、と思っています。それは、「食べても効かない

ホルモン発見年表――世界に誇る日本人が見つけたホルモンたち

発見年	ホルモン名	日本人発見者
1901	アドレナリン	高峰譲吉
1914	サイロキシン	
1921	インスリン	
1929	エストロゲン	
1933	プロゲステロン	
1935	テストステロン	
1939	アンジオテンシン	
1940	コルチゾール	
1972	成長ホルモン	
1973	ソマトスタチン	
1975	エンケファリン	
1977	レニン	稲上正
1977	エリスロポイエチン（ヒト尿から精製）	宮家隆次
1980	一酸化窒素（1988ノーベル生理学・医学賞）	
1980	GLP-1	
1981	CRH	
1982	GRH	

1942 ACTH

1953 アルドステロン

1953 バソプレッシン

1953 オキシトシン

1957 グルカゴン

1958 メラトニン

1959 副甲状腺ホルモン

1968 カルシトニン

1969 TRH（1977ノーベル生理学・医学賞）

1970 プロラクチン

1971 LHRH 有村章 馬場義彦 松尾壽之

1984 ANP 松尾壽之 寒川賢治

1988 BNP 松尾壽之 寒川賢治

1988 エンドセリン 柳沢正史 真崎知生

1990 CNP 松尾壽之 寒川賢治

1993 アドレノメデュリン 北村和雄 寒川賢治

1994 レプチン

1996 アディポネクチン 松澤佑次ら

1997 クロトー 黒尾誠 鍋島陽一

1998 オレキシン 櫻井武 柳沢正史

1999 グレリン 児島将康 寒川賢治

2000 FGF23

ホルモン」「食べても効くホルモン」です。

前者が、「ホルモンA君」、後者が「ホルモンBさん」に当たります。

ホルモンは、基本、血液の中を駆け巡る物質ですから、血液の中にちゃんと入らないと効き目を発揮できません。逆に、すべてのホルモンは、血液の中に注射することで、正しい作用を発揮してくれます。しかし、ホルモンを食べたら（口から入れる）、その効き目はどうなるのでしょうか？

そもそも、私たちの体の65％は酸素でできています。これは海水と同じで、我々の体内には、海が存在するといわれる所以です。そして、第2位は、炭素（C）です。炭素は、地球の地面のわずか0・08％しか占めていないのに、体の中では、18％にのぼり、水分を除いた体の半分は炭素でできています。

炭素を豊富に持っていることが生命の証しなのです。炭素は、数個のものから数十万個のものまで、さまざまな大きさ、柔らかさ、異なった機能を持った分子を作ることができます。これが〝有機物質〟です。炭素物質が存在することで、初めて生物が誕生しました。

私たちの体のおおもととなる細胞も、その中で働く酵素も、細胞を動かすエネルギー源も、そして私たちの体の情報を次世代に伝えるための情報源である遺伝子（DNA）も、すべて炭素からできています。これらの物質は、作られては壊され、また作られており、我々の人生は、結局、〝炭素の流れ〟で成り立っています。この炭素の流れが、〝代謝〟です。ですから、もちろんホルモンも炭素からできています。**100種類以上あるホルモンは大きく、炭素物質の一つである「アミノ酸」で作られるグループと、同じく炭素物質の「コレステロール」からできるグループに分けられます。**

アミノ酸は炭素と水素の鎖に、アミノ基（NH^2）とカルボキシル基（COOH）と呼ばれる炭素物質がついたもの［38ページの図］ですが、タンパク質は、20種類のアミノ酸から作られています。

タンパク質を食べると腸で消化液に含まれる分解酵素によって〝消化〟されます。つまりアミノ酸でできたホルモンは、たとえ〝食べたとしても〟バラバラにされてしまって、体の栄養分にはなりますが、もとのホルモンとしての効果は発揮できなくなります。ですからアミノ酸でできているホルモンは、〝食べても効かないホルモン〟です。

これらのホルモンは、注射で直接血管の中に注入すれば効きます。糖尿病に効くインスリンを飲んで治療している患者はいません。注射で補充しているのは、インスリンが〝食

アミノ酸由来のホルモン（ホルモンA君）

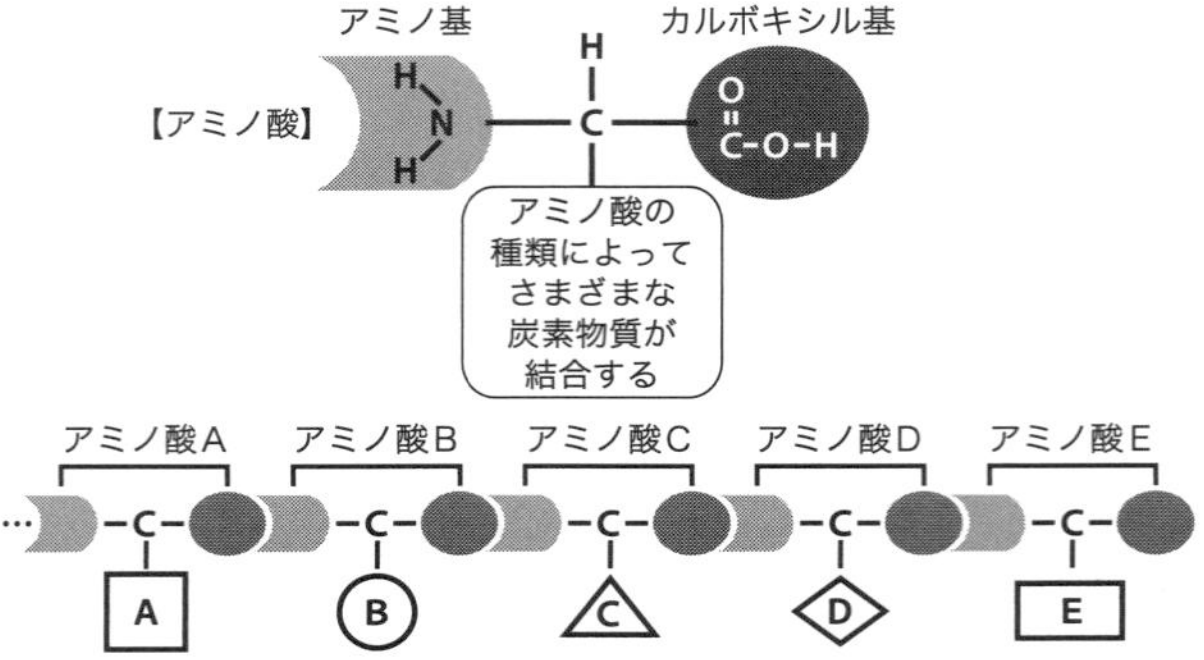

アミノ酸同士は、アミノ基とカルボキシル基が、
列車の車両の連結器のようになってつながっている。

べても効かないホルモン〟に属しているからです。

一方、コレステロールは、27個の炭素から作られており、六つの炭素でできた輪3個と五つの炭素の輪1個がつながった構造になっています［39ページの図］。コレステロールは体の中には、100〜150g存在しますが、卵の黄身（約1400mg／100g）、するめ（980mg／100g）エビ（約170mg／100g）などにたくさん含まれています。また我々は、肝臓で一日に800mgものコレステロールを作っています。**コレステロールから作られる物質は、総称して、「ステロイド」と呼ばれています。**

ステロイドは見るからにがっちりした炭素の

囲い、ステロイド核と呼ばれる炭素の骨格で作られています。コレステロールを分解する酵素の働きを阻む構造をしているので、腸でバラバラに分解されることはなく、食べたとしてもある程度効果を持ったホルモンの形を保って吸収されます。そういう意味で〝食べてもある程度効き目を発揮することが期待できるホルモン〟です。

さまざまなホルモンが病気の治療に使われていますが、インスリンなどのアミノ酸でできた「食べても効かないホルモン」（ホルモンA君）は、

コレステロール由来のホルモン（ホルモンBさん）

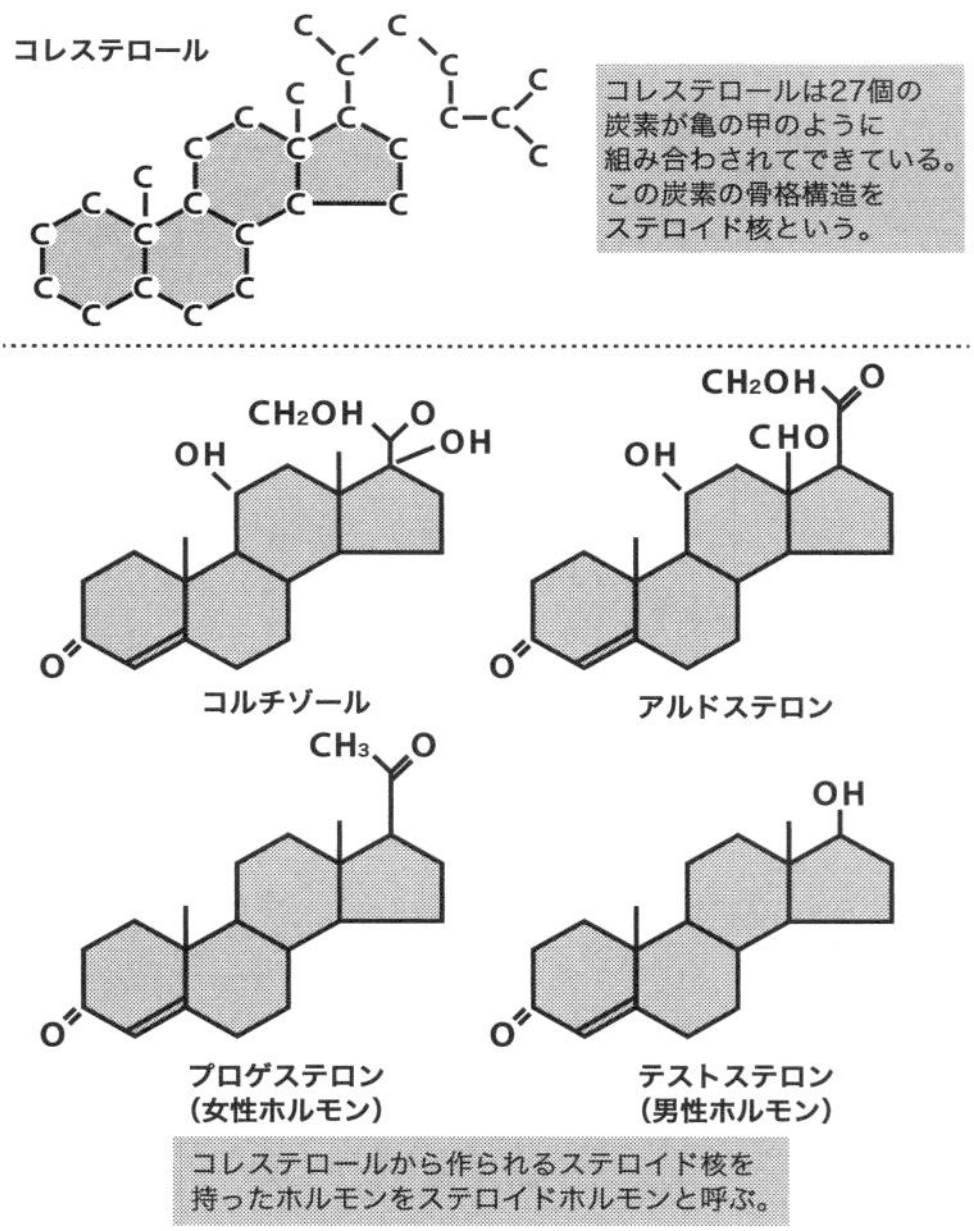
コレステロール
コレステロールは27個の炭素が亀の甲のように組み合わされてできている。この炭素の骨格構造をステロイド核という。
CH2OH
OH
O
コルチゾール
CH2OH
CHO
アルドステロン
CH3
プロゲステロン（女性ホルモン）
テストステロン（男性ホルモン）
コレステロールから作られるステロイド核を持ったホルモンをステロイドホルモンと呼ぶ。

注射する形で使われています。一方、コレステロールでできた「食べても効くホルモン」（ホルモンBさん）は、ステロイドホルモンなど、飲み薬や塗り薬として使われています。

アミノ酸から作られるホルモン（ホルモンA君）とコレステロール由来のホルモン、ステロイドホルモン（ホルモンBさん）は、その寿命、血液中の濃度、細胞への効き方が全く異なっています。**アミノ酸由来のホルモンは、血中濃度が低く、効果が早く、作用が短い。コレステロール由来のステロイドホルモンは、効果が始まるのが遅く、そして効き目の持続が長い**のです。

アミノ酸由来のホルモンは、酵素の働きを瞬時に変えて細胞の機能を調節します。ステロイドホルモンは細胞の中の核にある遺伝子まで行って、その働きをゆっくりと変えます[左図]。

〝緩急宜しきを得る〟という言葉がありますが、まさに千変万化の人生を乗り切るための道具であるホルモンには、即効性があるものと持続性があるものの両方が用意されています。

ホルモンの細胞への機能の仕方

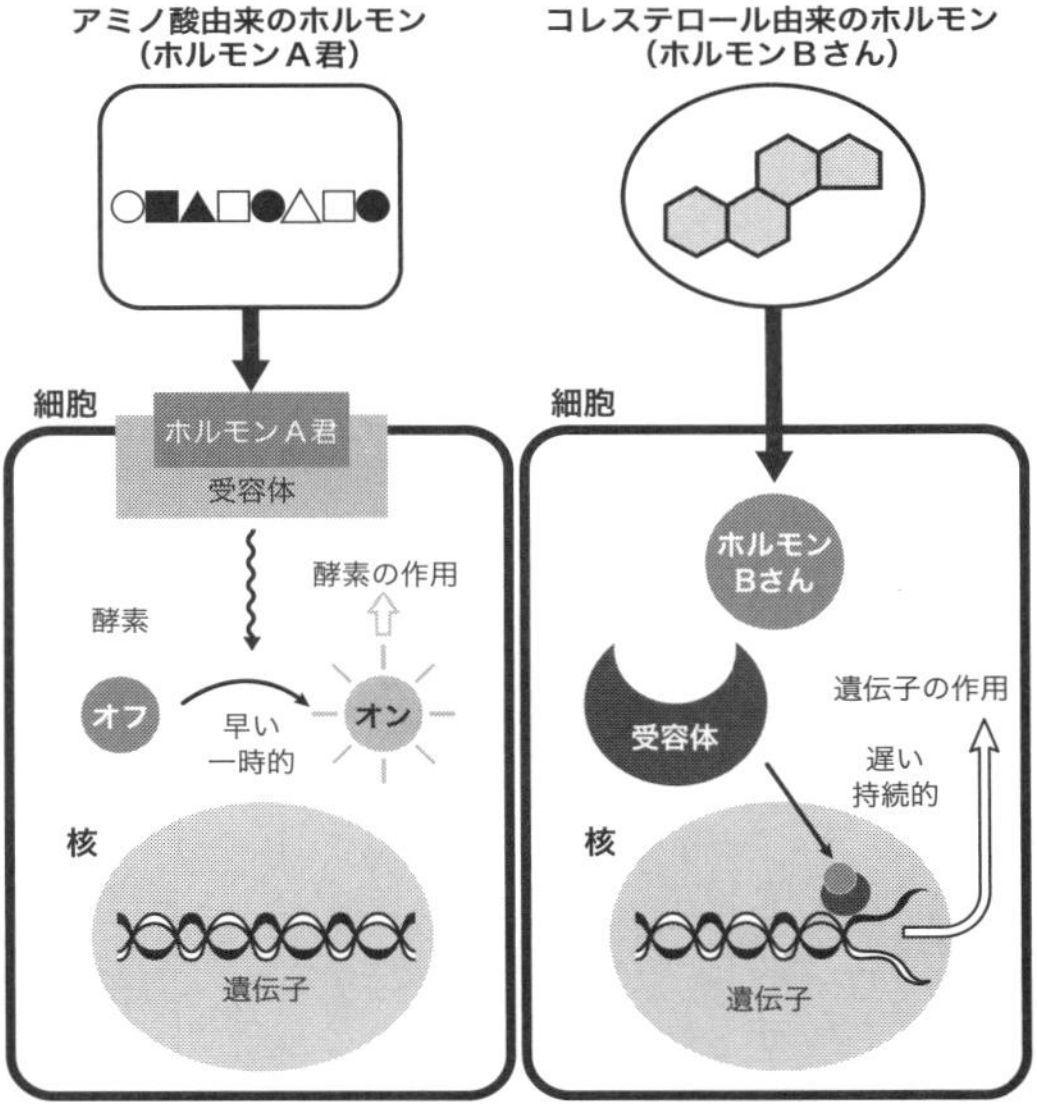

これもホルモン!?　すべての臓器がホルモン焼きの材料になる!?

今世紀になって、アドレナリンからはじまり、甲状腺ホルモンや**血糖を下げるインスリン**などいろいろなホルモンが続々と発見されてきました［34、35ページ表］。これらのホルモンは〝古典的ホルモン〟と呼ばれています。

古典的ホルモンは、ホルモンを作るために作られた臓器（「内分泌臓器」と呼ばれています）から分泌されて、血液の流れに乗って、別の臓器に運

分泌されたホルモンの細胞への働き方

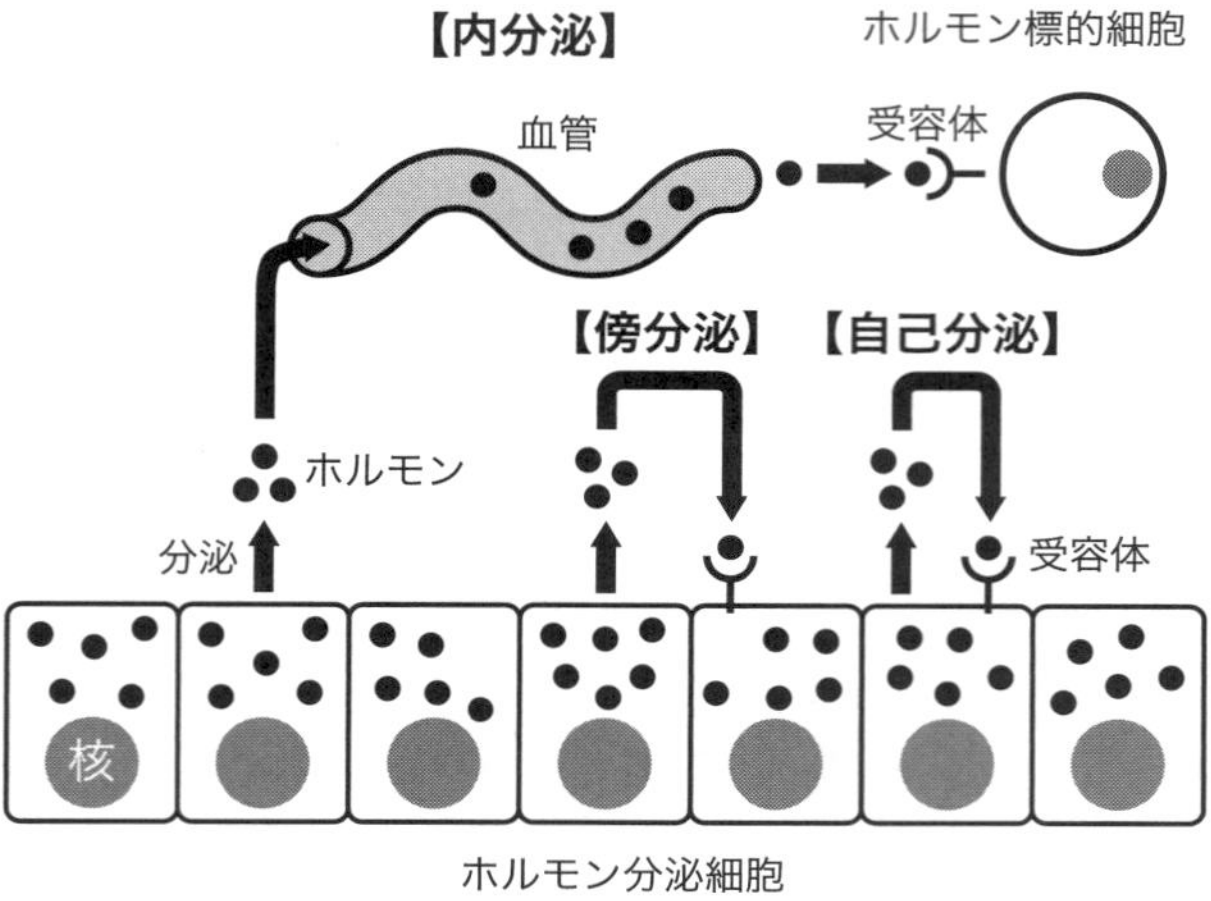

ばれ、その臓器で作用を発揮します［上図］。

ホルモン発見の歴史から見ると、こうした〝古典的なホルモン〟の発見が先行してしまった結果、それが正統派のホルモンと考えられがちです。長い間、ホルモンは、そうした〝古典的なホルモン〟だけであると思われていました。しかし、こうした古典的なホルモンは、生物進化の歴史上、新しい時代、4・5億〜5億年前のオルドビス紀になって生物が陸上に進出するようになってから生まれたものです。

陸上生活を始めた生物にとって、肺で得られた酸素を体の隅々にまで運搬するために、効率的な循環系が必要になりました。また陸上を素早く動くための強靱な運動器も必要になりました。こうして、血圧調節に関わるホルモンや、カルシウムの維持に関わるホルモンが急速に発達しました。

ホルモンの世界では、古典的ホルモンは、実は新参者だったのです。ホルモンには、もっと原始的な古参のものたちがたくさんいることが最近どんどんわかってきました。

1980年ごろになって、これまでホルモンを分泌してないと思われていた、さまざまな臓器がホルモンを作っていることが、明らかになりました（34、35ページ表）。私がちょうど内分泌学を専攻する大学院生になったころです。

血管から血管を拡張させるホルモン、一酸化窒素（NO）（ホルモンの中でこのホルモンには炭素が含まれておらず、珍しい例外です）が分泌されることが報告された時は、私はド肝を抜かれました（発見者ロバート・ファーチゴット、ルイ・イグナロ、フェリド・ムラドはノーベル賞を受賞しました）。

一酸化窒素はガスです。血液やホルモンを通すパイプと考えられていた血管からガスが出て、自分自身の機能を調節していることがわかったのです。一酸化窒素は血管から分泌されたあと、わずか数秒の命しかありません。さらに、血液を送り出すポンプである心臓

（ホルモン焼きでいう〝ハツ〟）からも、血管を広げ、腎臓から尿、塩分を排出するホルモン（ナトリウム利尿ホルモン）が分泌されていることが日本人研究者、松尾壽之（国立循環器病研究センター名誉所長）、寒川賢治（国立循環器病研究センター研究所所長）により発見されました。このホルモンは私の大学院の研究テーマです。面白いことに、ナトリウム利尿ホルモンは、脳に作用すると塩を取りたくなくなります。これは私が見つけました。

その後、肥満の原因となる脂肪細胞から、食べることを抑えるレプチンが分泌されることなどもわかりました。消化吸収に関わる腸（まさにホルモン焼きの王道、ホルモン焼きといえば普通は小腸のことをいいます。大腸は〝テッシャン〟で、小腸はときに〝コテッチャン〟といわれます）そのものからも20種類以上のホルモンが分泌されていて、食べる量や種類、そして血糖などをコントロールしています。**心身を安定させる〝幸せホルモン〟として有名なセロトニンは、脳だけではなくほとんどが腸で作られています。**また、胃から分泌され、食べることを促すグレリンは、日本人により発見されました（牛の胃は〝ミノ〟〝ハチノス〟〝センマイ〟〝ギアラ〟の四つがあります。牛は、悲しいことに美味しい肉を我々に提供してくれるのに、自分自身は肉食ではなく、多量の草を食べないと十分な栄養を取れません。ですから胃が四つも必要なのです）。まさに全身の臓器がホルモン分泌臓器であることがわかってきたのです。

我々日本人は、これまで、〝若返りの秘薬、ホルモン〟が含まれると信じていろいろな臓物を〝ホルモン焼き〟として食べてきました。その意味では、穿《うが》った言い方をすれば、まさに私たちの体のすべての臓器は、〝ホルモン焼き〟の材料になります。

しかし、実際「食べても効かないホルモン」を作っている内臓（たとえば腸）を食べても、そこで作られているホルモンが体に効くことは期待できません（それでは、肝臓や精巣など「食べても効くホルモン」を作る内臓のホルモン焼きはどうかというと、若干は、ホルモンの効果が期待できるかもしれない、と申しあげておきます。私は、全国のホルモン焼き屋さんを敵に回したくはありませんので）。

ホルモン産地と〝ヒーリングエネルギー〟

医学の進歩により、死に至る病が克服されてくるなか、病気を持ったまま人生を歩まなければならない人が増えてきました。がんを克服した人が、がんは治ったと思いながらも、残りの人生、再発を恐れつつ、抗がん剤を飲み続ける現実があります。彼らは〝キャンサーサバイバー（がんを超えて生き延びた人）〟と呼ばれます。

そうした複雑な医療状況のなか、補完代替医療（Complementary and Alternative Medicine：CAM）に注目が集まっています。典型的には、漢方医学や鍼灸などの東洋医学、インドのアーユルヴェーダ、西洋のホメオパチーやアロマテラピー、ヨガなどです。座禅や、気功、太極拳、瞑想なども入ります。

〝心身一如〟という言葉があります。西洋では、「からだ」と「こころ」を別々のものとして捉えがちです。魂が体から抜けていく、という記述も、もともとこの二つが別々のものと考えているからです。しかし、日本では本来、「からだ」「こころ」という区別はなく、「み」という言葉しかありませんでした。「み」は「からだ」でもあり「こころ」でもあります。

CAMは、体と心を別々に考えるのではなく、全体を一つとみなして心を癒やし、ストレスを少しでも減らすことで治癒に向かわせるという考えに基づいています。末期がん患者の疼痛緩和、脳梗塞後の麻痺に対するリハビリなどにおいて特に効果を発揮します。

ホルモンは、もともとストレスに対して体がうまく反応するために存在するものですし、脳の支配を受けています。まさにホルモンは私たちの「み」を癒やし、そして強くしてくれます。

ですから、私は、ホルモンとCAMの関係に大いに注目しています。

CAMの一つに「ヒーリング」という治療法があります。患者さんの体の一部に手をかざしたり、触れたりすることで行うハンドヒーリングです。アマゾンの奥地、今でも無塩の生活を送り、高血圧がないことで有名なヤノマミ族の生活がテレビで放映されました。シャーマンと呼ばれる人が神がかりになり祈りと医療を兼ねたまさにヒーリング行為を行っていました。最も原始的な医療法といえるでしょう。

その効果の真偽はさておき、私が驚いたのは、ヒーリングの教えでは、私たちの体には、「ヒーリングエネルギー」が注入されるべき七つの箇所——

「ヒーリング」における七つのチャクラ
（ヒーリングエネルギーが〝注入される〟べきところ）

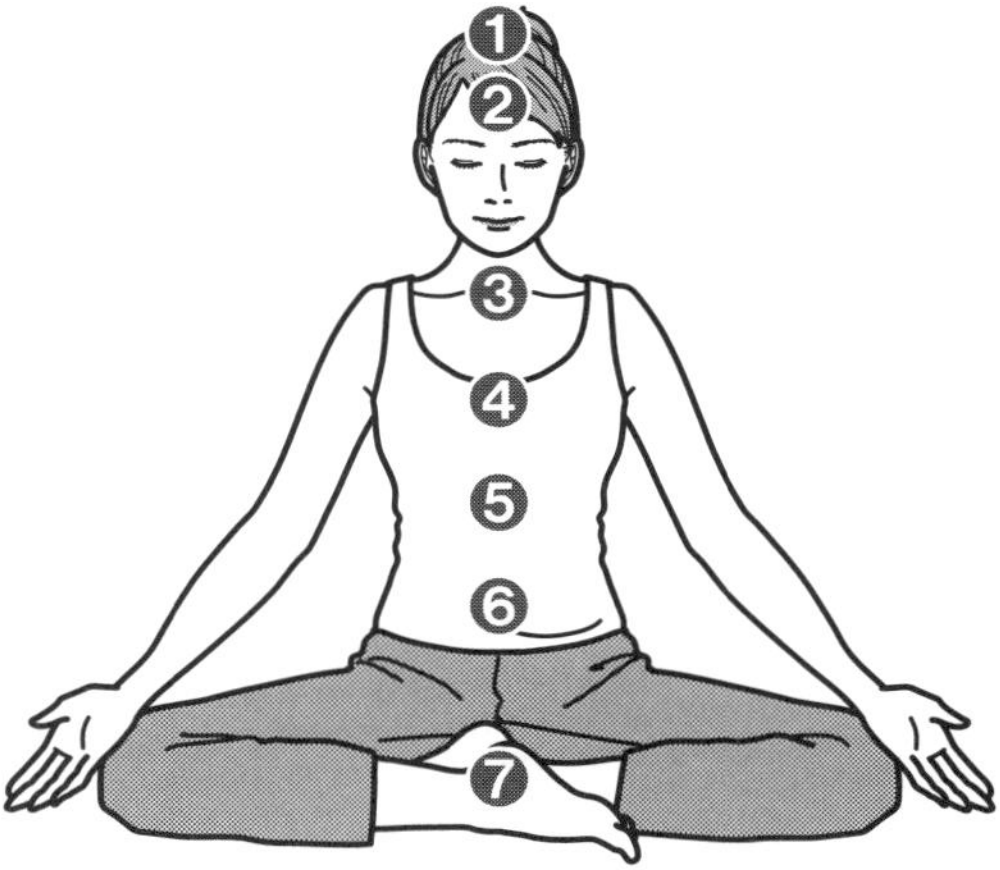

ホルモンが分泌される「内分泌臓器」と一致している

チャクラとよばれる場所——が存在するとしていることです［47ページの図］。

上から順に、①王冠チャクラ、②眉チャクラ、③喉チャクラ、④ハートチャクラ、⑤太陽神経叢チャクラ、⑥仙骨チャクラ、⑦基底チャクラです。この七つのチャクラは、それぞれ、①脳・松果体、②脳・下垂体、③甲状腺、④心臓・胸腺、⑤膵臓、⑥副腎、⑦性腺という臓器を表しています。

実は、こうした臓器は、〝古典的ホルモン〟を分泌する内分泌臓器そのものです。

つまり**CAMは、古典的ホルモンの産地（内分泌臓器）を見事に言い当てていた**のです。

ホルモンの生い立ちと〝創立理念〟

ホルモンは生物の進化の中でいつ生まれたのでしょうか？

35億年の生物の歴史において、生物は2度大きな進化を遂げました。その原因は地球の酸素濃度の変化だといわれています。約30億年前、細菌は光合成を〝発明〟して、太陽エネルギーと二酸化炭素を取り込んで自ら栄養を作り出せるようになりました。この時排泄された酸素は、それまでの多くの生物（核を持たない「原核生物」）にとっては、見たことのない大変有害なものでした。しかし、この毒である酸素を有効に使ってエネルギー物質であるATP（という炭素物質を作り出す細菌）が生まれました。すると、この細菌を自分の体の中に取り込んで、得しようとする別の細菌が現れました。その結果、酸素の毒から逃れ、ATPをたくさんゲットして、複雑な細胞構造を発達させることができました。こうして、核を持った「真核細胞」が誕生しました。取り込まれてしまった、酸素を使うことができる細菌が、現在の「ミトコンドリア」の先祖です［50ページの図］。

次のブレイクは、酸素濃度がさらに上昇して現在とほぼ同じ10％程度にまで到達した約**5億4000万年前、カンブリア紀**です。**それまで単独で生きていた細胞は〝集団〟で生きることの素晴らしさを見出し、〝一つ〟の体となることに成功しました（多細胞生物）**。

これはとても大きな出来事です。細胞が、ラグビーなどでよく言われるチームプレイの精神〝All for One, One for All〟を学んだのです。こうして、生物の種類は爆発的に増えました（カンブリアの大爆発）。**この時に細胞同士は、助け合って一つの体を作るために、お互い持っている〝情報〟をやり取りする必要が出てきました。そのための道具として〝原始的な「ホルモン」〟が誕生したのです。ホルモンにとって、All for One, One for All は、その創立理念です。**

ですから、実はすべての細胞がホルモンを持っています。ホルモンは、血液を介さずと

ミトコンドリアの働き

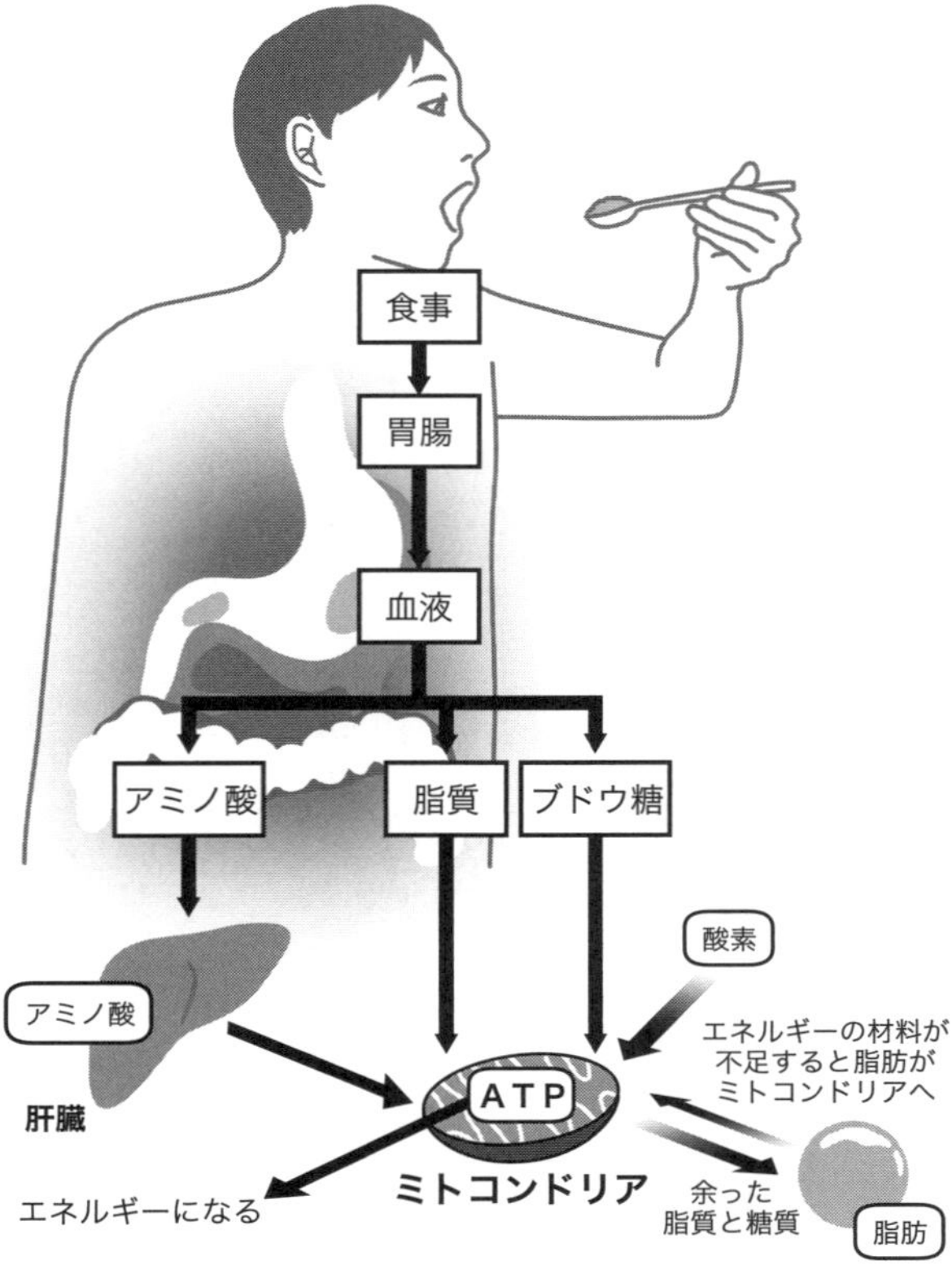

食事
胃腸
血液
アミノ酸
脂質
ブドウ糖
酸素
アミノ酸
エネルギーの材料が
不足すると脂肪が
ミトコンドリアへ
ATP
肝臓
ミトコンドリア
エネルギーになる
余った
脂質と糖質
脂肪

も、自分の隣にいる細胞に情報を伝えるやり方（傍分泌、パラクリン、paracrine）や、自分自身にも働く（自己分泌、オートクリン、autocrine）方法も持ち合わせています。これは「地産地消」みたいなものです。その土地で採れた農作物をその土地で食べるやり方です。一方、血液に乗って遠くの臓器まで旅をする、〝古典的な〟ホルモンの作用の様式は内分泌（エンドクリン、endocrine）と呼ばれています［42ページの図］。

ホルモンのもともとの存在意味は、このような〝助け合い〟にありました。

ホルモンはコミュニケーションのツール

現代は情報社会である——とよく言われます。「情報」はホルモンにとって、とても大切です。「情報」とは一体何でしょうか？

私たちは決して一人では生きていけません。集団の中では、自分だけでは決して知りえない、しかし他の人は知っていて、お互い知っておくべきものがたくさんあります。これが〝情報〟です。情報の価値は、その得難さと確からしさで決まります。情報はあくまで他の人に伝えられることを前提としています。ですから、情報は、その伝え方、コミュニケーションの方法が大切です（クロード・シャノン『通信の数学的理論』）。

私たちは、親から生まれ、成長して、子どもを産んで死んでいきます。そのなかで、親からもらった〝情報〟に、自分が経験した新しい〝情報〟を付加して、その〝情報〟を子どもに渡していきます。まさに**人生は、「情報伝達ゲーム」**です。

ホルモンはこの情報伝達ゲームにおいて、お互い持っている情報を伝え合うための「コミュニケーション・ツール（道具）」です。「お互い」とは、細胞同士であり、臓器同士であり、そして人間同士（男女同士）です。ホルモンはこうして、「生命同士の会話の媒体」となっています。

ホルモンは、どんな相手にも効き目を現すわけではないとお話ししました。細胞が、ホルモンの受け手となる受容体（レセプター）を持っている時、ホルモンは、自分仕様の受容体に結合して初めて作用を発揮します。ラジオやテレビにおいて、電波がホルモンだとすると、電波受信機が受容体です。受信機を持っていないと、ラジオもテレビも視聴できません。伝えるべき相手にだけ、ホルモンはしっかりと〝情報〟を伝えます。

何のためのコミュニケーション？——ホルモンのお役目

コミュニケーションを円滑にするホルモンの役割は、大まかに言うと以下の四つになります。

1. 妊娠・出産・育児をスムーズに行わせる（生殖）
2. 食べ物を確保して、子どもを産める健常な体をつくる（成長）
3. 食べたものを消化吸収して、生きていくための燃料を作る（エネルギー代謝）
4. 成長して子どもをもうけるまでの〝時間稼ぎ〟のために、常に体の調子を一定の幅に整える、つまり〝ブレない〟体をつくる（恒常性維持）

体のいろいろな臓器で作られるホルモンは、それぞれ戦国大名のように群雄割拠、特徴ある機能を発揮しています。こうしたホルモンの動きを束《たば》ねているのは、脳の「視床下部」と呼ばれるところです。全身のホルモンを調節するさまざまな司令官たちが、一堂に集まって、指令本部を作って指令を出しています。

不幸にして子どもの頃に脳腫瘍ができ、この指令本部、「視床下部」の機能が障害されると、低身長、骨の異常、知能低下、性早熟、生殖障害、といった症状が現れます。

このことは、我々の脳の発達、体の成長や子どもを産む力に、ホルモンがとても大きな力を持っていることを物語っています。

「おもてなし」とホルモン

2013年9月7日、アルゼンチンのブエノスアイレスで2020年夏のオリンピック開催地を決めるIOC（国際オリンピック委員会）の総会が行われ、東京がプレゼンテーションを行いました。そのなかで滝川クリステルさんが、日本人が持っている〝おもてなし〟の精神をアピールし、IOC委員をはじめ多くの方々の心を魅了しました。〝おもてなし〟は、日本人に限らず、人として持ち合わせるべき大切な矜持だと思います。

〝おもてなし〟は本来、茶道の言葉で、主人が、賓客に十分に楽しんでいただくために、物心にわたって「もてなす」という姿勢からきています。「表も裏もない」という言葉からきているとの説もありますが、その意味合いも十分に亨《とお》ります。

日本の老舗旅館を代表する石川県の加賀屋では「おもてなし」を「宿泊客が求めていることを、求められる前に提供すること」としています。

問題が起こってからそれを解決する「後追い」の姿勢は、やらないよりはましですが、万人が感激し、リピーターとなるには覚束《おぼつ》きません。常にお客さんの顔色、気色を見つめ続け、何を望んでいるのか考え、予測して適宜対応し続ける姿勢が、長年変わらぬ加賀屋の人気を保つ所以となっているのでしょう。

この〝おもてなし〟の姿勢こそがホルモンの本質です。**〝おもてなし〟の姿勢には二段階ある**と私は思っています。まずは、**相手の顔色が少しでも変わったら、不平不満が噴出しないうちに即座にそれを見て取って対応する姿勢。不具合が起こってもそれを最小限にするやり方**です。しかし、もっと素晴らしいやり方は、**場の成り行きから、このままいくときっと相手は気分を害するようになるだろうと予測して、顔色が変わらないうちに手を打つ姿勢です。そうすれば問題そのものが起こりません。**このやり方が、加賀屋家訓の意味するところです。

前者は、**「フィードバック（後ろ向き制御）」機構**、後者は**「フィードフォワード（前向き制御）」機構**と呼ばれます。我々は医学部学生の時、ホルモンはフィードバックによって体の調子を一定に保つ、それがホルモンの本質だと習いました。

私の子どもたちは、京都の永観堂幼稚園に通っていました。永観堂禅林寺は、京都のもみじの名所ですが、本堂には、「みかえり阿弥陀」が安置されています。お顔を左真横に向け、左肩越しに我々を見つめておられる像です［56ページの図］。自分より遅れる者たち

みかえり阿弥陀

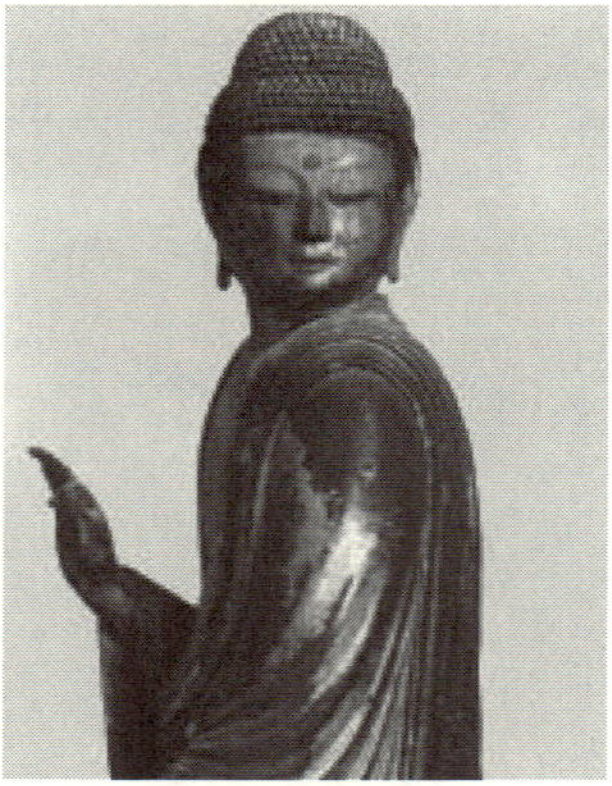

（総本山　永観堂　禅林寺所蔵）

を待つ姿勢、自分自身の位置をかえりみる姿勢、思いやり深く周囲を見つめる姿勢などが象徴されているといいます。私はホルモンのフィードバック作用を考える時いつもこの仏様の姿が浮かびます。

たとえば、食べ物を食べると、血糖が上がる、それを膵臓が感じて、血糖を下げるホルモンであるインスリンを出して血糖が上がりすぎないようにする、これがフィードバックシステムの典型であると習いました。行きすぎを抑えるという意味で、ネガティブ・フィードバックと呼ばれます。

しかし、これは後追いの姿勢で、血糖は極端に上がりすぎないかもしれませんが、常に狭い範囲に収めることができません。乱高下をきたすはずです。ところが、健康な人では、どんなものを食べても常に血糖は１４０mg／dℓ以下です。

実は、私たちの体は、食べ物が腸に入ってきた瞬間に、そのことを神経が感じ取って、腸のホルモン分泌細胞から腸ホルモンを分泌し始めます。これは血糖が上がる前に起こっていることで、この腸ホルモンが、血液を通って膵臓に運ばれ、すこしずつですがインスリンの分泌を増やすのです。こうして血糖の急激な上昇が抑えられます。つまり、腸は血糖が上がることをあらかじめ〝予測して〟ホルモンを分泌するのです。これは、フィードフォワード機構です。まさに〝おもてなし〟の精神そのものです。

ホルモンは、このように、分泌のタイミングと、働きかける臓器を、その時その時に絶妙に選び出して、なるべく我々の体を一定の状態に維持しようとしています。ブレない体を作る――「恒常性維持」こそ、ホルモンの最大の威力です。

ワンピース世代の「助け合い」とホルモン

何かにつけて自信喪失気味のわが国ですが、「漫画文化」は世界に冠たる地位を確保しています。戦後日本では、たしかに「鉄腕アトム」を読んだ子どもたちが技術立国日本を築き上げ、「あしたのジョー」を読んだ子どもたちが戦後の世論を牽引してきたといえるふしもあります。鈴木貴博氏は『「ワンピース世代」の反乱、「ガンダム世代」の憂鬱』(朝日新聞出版)で、1960年代生まれの世代と1980年代生まれの世代間の意識断裂を指摘しています。

氏はティーンエイジ期の社会情勢、そして意外にその時に読んでいた漫画が、その人間の行動規範の原型を形作るとしています。そして、わが国の漫画史上燦然と輝くメガヒット、「機動戦士ガンダム」が1979年に放映開始され、「ONE PIECE」が1997年に連載開始となり、それぞれの世代のティーンエイジの時期に大きく影響を及ぼしたというのです。

私は1957年生まれですが、東京オリンピック、新幹線開通、大阪万博を記憶にとどめていますし、高度経済成長を実感しています。ジャパン・アズ・ナンバーワンの意識をもって留学しました。この世代にとって、会社という集団は自分の帰属すべき巣、ホームグラウンドであり、会社の隆盛が自分の生活の豊かさに直結するという、今では迷信めいて捉えられる考えが刷り込まれています。滅私奉公は、成功のための正攻法でした。

「機動戦士ガンダム」は地球連邦軍とジオン公国との対立抗争を描いています。地球連邦軍のやり方に疑問を持ちながらも主人公アムロ・レイは、命令一過「ガンダム、行きます！」と言って、ライバル、シャアとの戦いに挑んでいきました。これは、**タテ社会的“ガンダム世界観”**です。

一方、バブル崩壊後に就職したワンピース世代にとって、会社はその存続のために、いつでも簡単に社員を切り捨てる集団と映ります。成功体験のないままに仕方なく働いている人も多いのではないでしょうか。

「ONE PIECE」では、ルフィーを中心にした「麦わら海賊団」はそれぞれ強い個性を持って数々の困難に立ち向かっていきます。この集団でのキーワードは、「仲間」であり「助け合い」です。会社より友達が大切な、**ヨコ社会的〝ワンピース世界観〟**です。

彼らがティーンエイジの時に「ポケベル」が登場しました。それまでは、学校から家に戻ると、友達とは隔絶され（家にある黒電話が自分のために鳴ることはよほどの非常時でしたし、私も女の子から電話がかかってきた時は、親に話を聞かれないようにどきどきしながら話をしたことを覚えています）、〝個〟の生活をしていました。しかし、ポケベルの登場で、簡単に友達とつながることができるようになりました。そしてメールが生まれ、ワンピース世代は飛躍的にコミュニケーション能力が高まりました。そのなかで彼らは仲間のなかでうまく生きる術を着実に身につけていきました。

ホルモンには、この二つの世代の精神が共に生きています。ホルモンはもともと自分と

同じ性格を持った近くの仲間の細胞に自分の〝情報〟を伝える炭素物質でした。これは、ワンピース世代のやり方です。

しかし体の中にいろいろな臓器が同時多発的に発達してくると、遠い臓器同士の連絡も取らないといけなくなりました。そのための調整役として、脳が登場しました。脳はまさに、スポーツ競技の監督役、それぞれの臓器はプレーヤーです。ある意味、監督がいなくてもそれぞれのプレーヤーが頑張っていれば試合はできます（野球では時に監督が暴力行為などで退場させられますが、それでも試合は続けられます）。しかし、選手交代や戦術の選択など、多数ある選択肢のなかから、勝つ確率が高いと思われる選択肢を選び取る監督は必要です。この役目が脳です。

脳の中の「視床下部」と呼ばれるところは、全身の内分泌臓器のホルモン分泌の管理センターであるとお話ししました。まず、視床下部の神経細胞（ニューロン）からホルモン（CRH、GHRH、LHRHなど）が分泌されます。神経細胞は、一本の長い突起を持っていて、この神経突起の先端からこうした視床下部ホルモンが放出されます。

実は、脳と体のほかの臓器は厳格に仕切られています。石垣でお城の外と中が隔てられている、高い塀で刑務所の外と中が仕切られているようなものです。この仕切りは「脳血管関門」と呼ばれています。しかし、鎖国時代の日本の出島のように、脳の何カ所かでは、血液と脳がイケイケになっているところがあります。視床下部の近くの「正中隆起」と呼ばれる部分はその一つです。ここで、神経細胞から分泌された視床下部ホルモンは血液の中に入り込み、脳のすぐ下にコバンザメのようにへばりついている「下垂体」と呼ばれる場所に達します。すると、視床下部ホルモンは、下垂体が下垂体ホルモン（成長ホルモン、ＡＣＴＨ、ＴＳＨ、ＬＨ、ＦＳＨなど）を分泌するのを刺激します。

こうして分泌された下垂体ホルモンは、今度は血液を流れていき、それぞれがターゲットとしている全身の古典的内分泌臓器に達して、それぞれの臓器からホルモンを分泌させます。甲状腺からは甲状腺ホルモン、副腎からはコルチゾール、精巣、卵巣からは男性ホルモンや女性ホルモン、肝臓からはＩＧＦ－１（インスリン様成長因子）が分泌されます。こうして内分泌臓器から分泌されたホルモンは、血液を介して、それぞれの受容体が存在するいろいろな臓器に働きかけていくのです。

しかし、同時に、こうして内分泌臓器から分泌されたホルモンは、視床下部、下垂体にも運ばれてきます。そして、自分の分泌を刺激した視床下部ホルモン、下垂体ホルモンの分泌を抑えます。このようにしてホルモン濃度はある範囲内に収まるようになっています。

これは、見事な「ネガティブ・フィードバック機構」です。

視床下部―下垂体―古典的内分泌臓器の階層社会は、完全なタテ社会、ガンダム社会です［左図］。

「ガンダム」への命令

ホルモン分泌のガンダム型ヒエラルキーの頂点にある視床下部には、脳の他の部位から多数の〝情報〟がもたらされます。

快・不快（心地よい、楽しい、逆に気持ち悪い、怖い、緊張する）など、私たちの気分のもとは、「情動」と呼ばれていますが、この「情動」は〝報酬系〟と呼ばれる部位が司っています。報酬系は、視床下部を取り巻いており、**〝ドーパミン〟**という炭素物質を使って強力な刺激を視床下部にもたらします。

ドーパミンは、我々に、**自分が興味を持ったものを〝何としてでもゲットしたい〟という気持ちを起こさせます。**そしてその物が手に入ると、水泳の北島康介選手ではありませんが、〝チョー気持ちいい〟と思わせます。

麻薬は、このドーパミンがいつも脳に溢れるようにする作用を持っています。ですから、

視床下部—下垂体—内分泌臓器の縦型社会

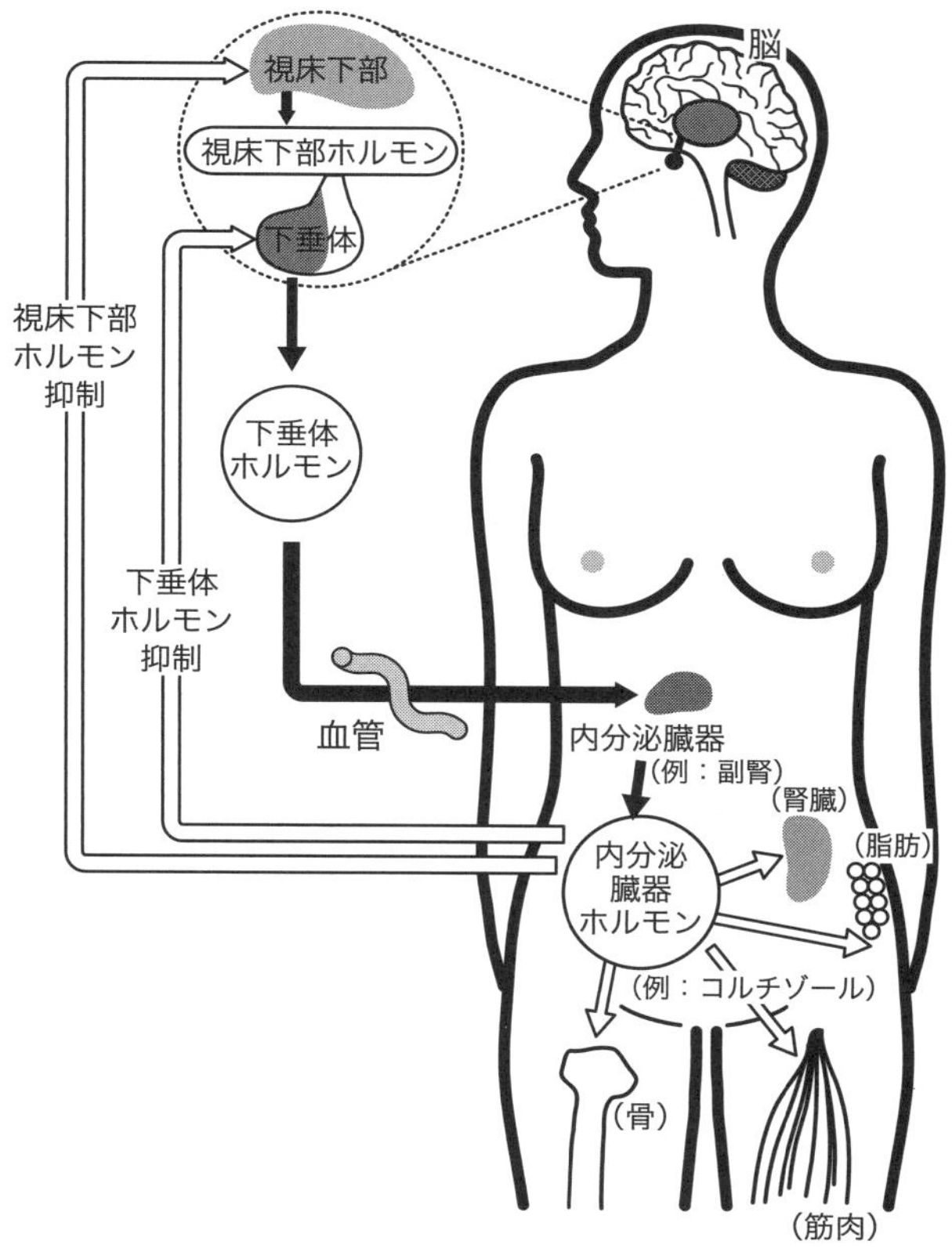

〝ヤクがきれる〟とたちまち禁断症状が出現するのです。ストレスが多いと、ドーパミンの分泌が変化してしまい、報酬系の働きが狂い、ホルモンバランスは簡単に乱れてしまいます。

もう一つの強力な刺激は「光」です。我々は〝太陽とともに〟生きています。昼夜、季節の変化に応じた太陽の光の量の変化によってホルモンは調節されています。

網膜に入ってきた光の情報は、視神経を通って最終的には、大脳の一番後ろの「後頭野」と呼ばれる部位に届けられます。しかし、それよりずっと早く、光の情報は、網膜のすぐ近くの「視交叉上核」と呼ばれる神経細胞に、リアルタイムにもたらされます。視交叉上核は、**バソプレッシン**というホルモンを分泌して、視床下部に命令を出します。こうして光の情報は、ホルモンの情報に変換されて、ガンダムシステムを通じて、全身の臓器のリズムを決めています。

バソプレッシンは、もともとは、脳の下についている下垂体から分泌される古典的ホルモンとして発見され、別名「**抗利尿ホルモン**」と呼ばれています。**尿がたくさん出すぎるのを防ぐ働きをしています。**このホルモンが出なくなると、「尿崩症」と呼ばれる病気になり、一日の尿量が5ℓ以上になる場合もあります。患者さんは一日中昼夜の別なくトイレに行かなくてはならなくなります。外出も旅行もできません。このように、バソプレッシンは、脳（視床下部）にも下垂体にも存在して違った働きをしています。しかし、どちらの場所に存在するバソプレッシンも**光に関係する作用を持っていて、昼夜の行動をきちっと区別させる役目を果たしています。**

面白いことに最近の研究では、視床下部のバソプレッシンの働きが悪くなると、いわゆる〝時差ボケ〟が起こることがわかりました。

スプーン一杯のホルモンの威力

「ワンピース」の名前の由来は、作者尾田栄一郎さんしか知らないといわれていますが、「ひとつなぎの大秘宝」に関係すると噂されています。しかし、やはり、ワンは、ひとつ、ピースは平和を連想してしまいます。何となく、私は、ワンピースの意味するところとホルモンの目指すものは、似ているのではないかなあ、と邪推しています。

ガンダム世代、ワンピース世代、それぞれ集団の中で何を一番大切にするのかは異なります。しかし、いずれの場合も自分が属している集団の〝内〟輪のまさに〝和〟を守るという姿勢は共通しています。この姿勢を、近代生理学の父、クロード・ベルナールは「内部環境の固定性」と呼びました。彼の偉いところは、「実験医学序説」（1865年）において、正常（健康）と異常（病気）が決して別々のものではなく、連続していて、「内部環境」の乱れこそが病気であると考えたことです。のちに、米国の生理学者、ウォルター・B・キャノンは、内部環境の維持、つまり「ブレない体」を「ホメオスタシス」と呼ぶようになりました。

ホルモンは、私たち一人一人のホメオスタシスを保って病気にならないようにする、〝ワンピースの素〟です。「ホルモン力」は極めて強力です。**私たちの体を、50mプールに例えると、そこにスプーン一杯のホルモンがあるだけで、ホルモンは十分その威力を発揮できます。**

ホルモンのローカル色

人種が違っても、私たちの血管の中を流れるホルモンは万国共通です。アメリカ人のインスリンもインド人のインスリンも同じです。しかし、進化の過程で、ホルモンも進化してきたので、ハエのインスリンとネズミのインスリンは構造が異なっています。今は、遺伝子工学の進歩で、人間のインスリンを大腸菌に大量に作らせることができるようになりましたが、私が研修医のころは食肉処理した牛の膵臓から抽出したインスリンを患者さんに投与していました。ウシとヒトのインスリンは若干違いがあります。ですから、血糖を下げる力はヒトとウシのインスリンであまり変わりないのですが、ウシのインスリンを人間に注射すると、抗体ができてアレルギー反応を起こしたり、使っているうちに効き目が落ちてくることがよくありました。一方、ヒトのインスリンは、どんなヒトのインスリンでも安全です。ホルモンは人類みな兄弟です。

しかし、**人種によってホルモンを分泌する力やその効き方に違いがあります。**日本人に比べ外国人は太っている方が多いです。体格指数：体重（kg）／身長（m）×身長（m）は肥満の程度を表すものです。日本では、25以上が肥満と診断されますが、欧米では30以上が肥満とされます。日本では、25以上の方は3割程度ですが、欧米では30以上が3割程度、もし欧米でも日本の基準を採用するとほとんどの人が肥満と診断されてしまいます。それでは困るので、外国では30という甘い基準を採用しているのでしょう。

なぜ肥満の頻度がこれほど違うかというと、もちろん食べているものの質も量も全く違うことが大きいです。外国人は私たちがびっくりするぐらいよく食べます。しかし、実は、インスリンを分泌する力が違うことも非常に大きく影響しています。インスリンは、余分に取ったカロリーを脂肪として、脂肪細胞にため込む作用を持っています。**外国人はインスリンをたくさん分泌することができるので、たくさん脂っこいものを食べた時有り余ったカロリーをどんどん脂肪に変えてためてしまうのです。日本人は膵臓の力が弱いので、インスリンの分泌が少なく、たくさん食べても脂肪としてため込めません。**ですから日本人は外国人ほどには太らないのです。

しかし、有り余ったカロリーを処理しなければならないという現実は残ります。有り余ったカロリーはしかたなく、肝臓や筋肉にためられます。「脂肪肝」はこうして生まれます。このことがメタボを進めてしまいます。

アフリカに生まれた我々の祖先のホモ・サピエンスは、10万年ほど前、アフリカを出て世界各地に移り住むようになります（グレートジャーニー）。北に向かった人たちは、食べ物も少なくたいへん寒い土地で生活するために、なけなしの食べ物をなるべく節約して体にため込み、分厚い皮下脂肪のコートを身に着けるようにしたいと思いました。そのためにインスリンを発達させたといわれています。しかし、もっと寒い**北極に近い国々では、一型糖尿病が多いことが知られています。**一型糖尿病は、免疫の力で膵臓が壊され、インスリンが分泌されなくなって起こる糖尿病です。当時致死的なこの病気がこの地域に残ったのにはわけがあります。**あまりにも寒いこの地域では、一型糖尿病になって血液のブドウ糖濃度がとても高くなると、血液が凍りにくく、生きていくうえに役に立ったからだといわれています。**このように、**ホルモンは〝ご当地の事情〟もくみ取ってくれます。**

ホルモンバランスが性格を決める？——ホルモンの育ちの良さ

勤務地の東京と自宅の京都を往復していると、最近は外国人観光客が増えたことに驚きます。アジア人は顔が似ているので、日本人だと思っていると、韓国語や中国語で話すのを見てびっくりすることがよくあります。しかしよく観察すると彼らの言動は明らかに日本人とは異なります。

中国人の方は概して、口数が多い。あまりしゃべらない日本人にとっては、時にやかましく聞こえるほど、友達といつも楽しそうに、大きな声で話をしています。彼らの〝積極性〟にも驚かされます。国の人口が多い彼らは、はっきり自分の意思を声に出して、そして自ら行動しないといけないという、生き抜くための教訓が、自然と身についています。我々、控えめ、譲り合いを徳と教え込まれた日本人は、ともすれば面喰らってしまうことがあります。

東北大震災の時、コンビニが壊れているにもかかわらず、略奪することなく長い列をきちっと作って飲料水を買い求める日本人に、世界の人々が驚愕と称賛を感じたのは記憶に新しいところです。

同じアジア人でありながら、どうしてここまで性格が異なってしまうのでしょうか？社交的になるホルモン、戦闘的になるホルモン、ぐっと我慢するホルモン、仲間全体を見渡すホルモン――そうしたホルモンの遺伝子は、どんな人種でも同じように備わっています。しかし、ホルモンの分泌されやすさ、あるいはホルモンに対する感受性は、生まれてからの環境、育ち方で大きく左右されることが最近の研究でわかってきました。

ホルモンは、氏より育ち

我々が親から受け継いだ遺伝子は、基本的には、生涯にわたって変わりません。ホルモンが作られ、細胞から分泌され、他の細胞の受容体に結合してその作用を発揮する過程には、数多くの遺伝子が関わっています。しかし、ホルモン作用の個人差は、私たちが持っているこうした遺伝子の構造の差で決められている部分はほんのすこしでしかありません。

エピジェネティクスによる遺伝子の調節

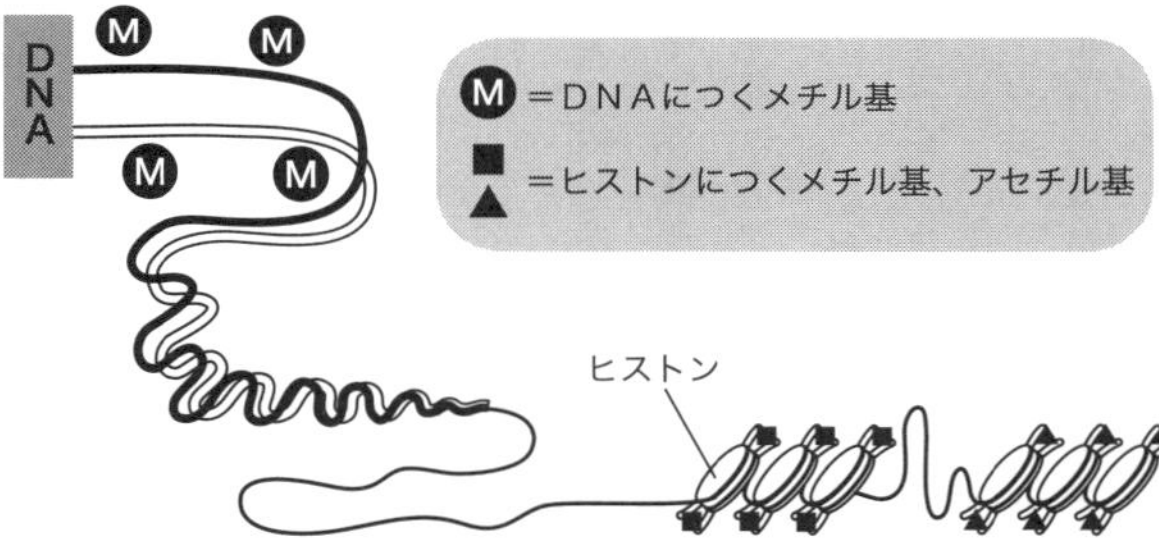

最近、親から受け継いだ遺伝子そのものは変わらなくても、生まれてからの栄養状態や親からの愛情の受け方などの違いが、子どもの受けるストレスの違いとなって、遺伝子の働きを変えてしまうことがわかってきて、医学の世界では大変注目されています。

遺伝子、つまり、DNAを1本の糸に例えると、DNAの糸は、「ヒストン」と呼ばれる、〝糸巻き〟タンパク質に巻きつけられています。ヒストンからDNAがある程度ほぐれることで、遺伝子は働き始めます［上図］。

生まれた後に受けるストレスの違いによって、DNAやヒストンに、ある種の炭素物質（メチル基、アセチル基などと呼ばれる物質）**がくっついたり、離れたりすることがわかってきました。その結果、DNAのほぐれ具合が調節されて、遺伝子の働きが変わります。**

こうした変化は、「エピジェネティクス」（エピは超える、ジェネティクスは遺伝子で、〝遺伝子の構造を超えた調節〟という意味です）**と呼ばれています。**

こうした炭素物質はいったんくっついたり離れたりすると、体に与えられたストレスがなくなってしまった後も、かなり長い間、時には一生涯、残ってしまいます。

ですから、若い時に、生活習慣の違いで起こった遺伝子の働き方の変化は、その後の生活のなかでずっと残ってしまうかもしれないのです。まさに〝若気の至り〟は結構、後々まで響くのです。

みんな同じホルモンを持っているのですが、生活習慣が違うと、エピジェネティクスによって、ホルモンの効き目は大きく違ってくるのです。逆にエピジェネティクスによる遺伝子の働きのコントロールには、ストレスに対抗するホルモンが大変大きな役割を果たしていることもわかってきました。

ですから、ホルモンは〝氏より育ち〟が大切なのです。

ホルモンのこころは「母ごころ」

このようにホルモンは、自分の置かれた時と場所をよく弁《わきま》えて、せっせと働き続けてくれます。まさに「時空」を超えたスーパーツールです。

旅人の　宿りせむ野に　霜降らば　我が子羽裹《はぐく》め　天の鶴群《たずむら》

（これから旅立つ人々は、異国の野原で、宿を取る日もあるでしょう。もしも霜降る夜ならば、どうか、愛しいわが子を羽でくるんでやってください、大空をゆく、鶴の群れたちよ）

『万葉集』一七九一番歌　詠み人知らず

ひとり息子を遣唐使として送り出す母親が詠んだ歌です。受験戦争に打ち勝った超エリートであった遣唐使たちですが、その生還率は50％。現代、宇宙飛行士の宇宙からの生還よりはるかに危険な旅でした。遠い、遠い中国に旅立っていった自慢の息子を日本に居ながら想い、これから起こるであろう数々の苦難を慮《おもんぱか》って、目に映る鶴の群れを、息子の守護神として中国へ向かわしめたいという母の強い願いを謡っています。

鶴の群れは、まさに母親が分泌した「ホルモン」に例えられると思います。子どもを思う母の強い「時空を超えた」想いこそが、まさに「ホルモン」の気持ちなのです

第二章

うまく生きるためのホルモン・ベストテン

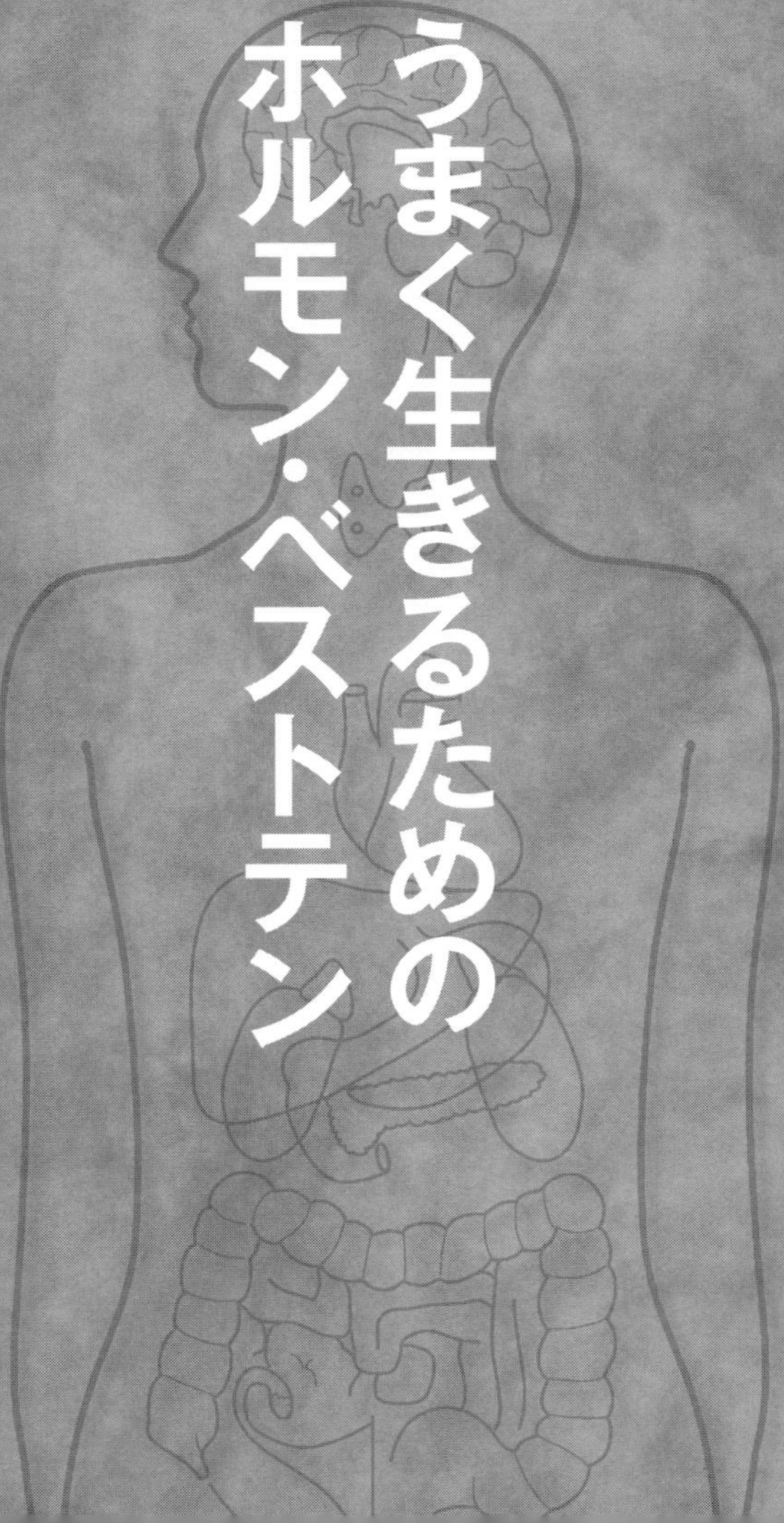

森を見て木を見ず

第一章を読んでいただき、何となく「ホルモンの凄《すご》さ」がわかっていただけたのではないでしょうか。しかし、私たちの体の中には１００種類以上のホルモンがあります。実にさまざまな〝顔〟を持っています。

世間では、〝木を見て森を見ず〟という諺がありますが、私はこの訓《おし》えはあまり好きではありません。たとえ、森全体の雰囲気が感じられても、そこに生きている一本一本の木をちゃんと見ないと、本当に森の素晴らしさは理解できないと思います。

第二章では、私が特に際立った顔を持つと考える〝十大ホルモン〟をセレクトしました。その仲間たちを含め、この章には、50ほどのホルモンが登場します。この十大ホルモンを知ることで、ほぼ私たちのホルモンたちをあらかた理解できます。

彼らの特性をわかってもらうことで、もっとホルモンに親近感を覚えていただけると思います。そして、こうしたホルモンをうまく生活のなかで使いこなすことで、皆さんが、心身ともに丈夫になって、もっと上手に生きていけるようになれれば幸いです。

私は京都出身ですが、あまたあるお寺のなかで一番好きなのは、定番の〝三十三間堂〟です。33の柱間に、1000体の千手観音立像が並ぶ景色は圧巻です。まさに仏像の森。一体一体見ていると必ず、自分と同じ顔をした仏様に会えるといわれています。

この章で、自分に合った〝マイ・ホルモン〟を探し当ててください。

No.
01

長生きするためのホルモン

成長ホルモン

たった一つの長生きの秘訣

古来より、「不老不死」は人類の永遠の願いでした。しかし誰一人として、その方法を見出した人はいません。「生老病死」の流れはだれも抗《あらが》うことができません。しかし、一つだけ、秘策があります。

それは、〝人生の流れを遅くする〟ことです。そうすれば、我々の寿命は自然に長くなるはずです。つまり、〝一気に〟成長してしまわないようにすることが、寿命を延ばすことにつながるのです。

この「成長しすぎない」という戦術を使って、実は、我々ヒト、ホモ・サピエンスは、見事にサルから進歩することに成功しました。

サルからヒトへの進化で一番重要なことは「直立二足歩行」ができるようになったことです。それを可能にしたのは、何と足の親指にありました。

「サルも木から落ちる」といいますが、サルは木から落ちないために、足の親指が内側に向いていて（対向といいます）、足で木をつかむことができます。ところが地上で二足歩行をしようとするとこの形の足ではうまく歩けません。私たちの親指は真っ直ぐです。親指が対向していないことで、親指でしっかり体重を支えて、歩き、そして飛んだり跳ねたりできます。

サルも、お母さんのおなかにいる初めの時期には親指は真っ直ぐです。週数が進むにつれてそれが曲がってきて生まれてきます。つまりゴリラは私たちより〝成熟した〟体で生まれてくるのです。一方、我々人間は〝幼く生まれる〟ことで、真っ直ぐな親指をゲットできました。

私たちは生まれてから、親指が曲がってくることはなく、またゴリラのように身体中に毛が生えて大きな体になっていくかというとそういうわけでもありません。つまり、我々は幼く生まれ、そしてさらに、生まれてからも、〝幼いまま生きていくような体質〟を獲得したのです。

人類が誕生したのは今から７００万年前。その最後の20万年前に、我々ホモ・サピエンス（賢いヒト）が出現します。その出現までには少なくとも、26種類の〝人類〟が登場し、それらはすべて絶滅しました。生き残ることができたのは、我々の祖先のホモ・サピエンスだけです。これは、我々だけが、「幼いまま生きていく」ことに成功したからです。

もともと、我々の祖先は他の種に比べ、はるかに華奢な体つきをしていました。腕っぷしでは、他の人類に負けると悟った彼らは、よりうまく、そして早く歩くことで食べ物をゲットしようとしました。そのためには、骨盤の形を変えなくてはなりませんでした。その結果、産道が狭くなってしまいました。そこで我々の祖先は、まだ幼く小さなうちに、赤ちゃんを出産するようにしたのです。

こうして、ホモ・サピエンスは、小型の骨盤を持つことによって、より俊敏に動けるようになり、栄養価の高いものを捕獲して食べることができるようになりました。一日中栄養価の低い食物を食べ続ける必要がなくなりました。余分な時間が生まれ、より長く狩猟することができるようになりました。また火を使うことを覚えると食べ物を料理することもできるようになりました。

長い腸は不要になり、腸の長さがどんどん短くなって、腸に回していた血液を脳に送り込むことができるようになりました。こうして、350gであった脳重量は、800g、2倍になりました。そのころから、生まれてからも、どんどん成長するのではなく、幼い状態を長く保ったまま生き続けることができるようになりました。そして、さらに寿命は飛躍的に延び、より長い活動時間が確保されて、脳の重さは1200gに達し、ホモ・サピエンスは文字通り賢くなって、人類のなかで唯一生き残れたのです。

なかなか大人にならないほうが長生き!?

私たちの体の成長を調節するホルモンは、三つあります。「成長ホルモン」「甲状腺ホルモン」そして「性ホルモン（男性ホルモン、女性ホルモン）」です。甲状腺ホルモンも、性ホルモンも、成長ホルモンの作用を調節することにより成長に影響を及ぼします。性ホルモンは思春期に増加しますが、この時期に身長が伸びやすいのは、増加した性ホルモンが、成長ホルモンの分泌を活発にするためです。

ですから、やはり成長の制御は、「成長ホルモン」が主役です。

サルからヒトへの進化のなかで、生涯比較的幼い体で過ごせるようになって、長く生きることができるようになったのは、成長ホルモンの作用が過剰にならないような仕組みがヒトの体に備わったからです。

成長ホルモンは、下垂体から分泌されますが、下垂体に腫瘍ができ、成長ホルモンが過剰に分泌される病気があります。「先端巨大症」と呼ばれています。この病気になると、手足が大きくなります。患者さんは指輪が外せなくなったり、靴のサイズが合わなくなったことで来院されます。

一番大きな変化は顔に現れます。私は常々、医学部の学生の臨床実習で、「病棟で、『先端巨大症』の患者さんがおられたら必ず見ておくように。この病気に罹《かか》った患者さんの顔は一目見たら一生忘れない。そのあと、どこでこの患者さんを見かけても、検査しなくてもすぐに診断できるから」と言っています。

患者さんには大変失礼なのですが、学生には教育のために、「一言で言うと、患者さんはゴリラのような顔になる」と私は教えています。患者さんは、顔が大きく、特に顎、鼻、唇が特徴的な形になり、眉の上が盛り上がってきます。本当にゴリラのような顔になります［左図］。

このことは偶然ではなかったのです。患者さんは、成長ホルモンが過剰に働くようになってしまい、ヒトにおいて本来備わっている〝幼く生まれ、幼いまま生きていく〟掟が破

「先端肥大症」患者の容貌の変化

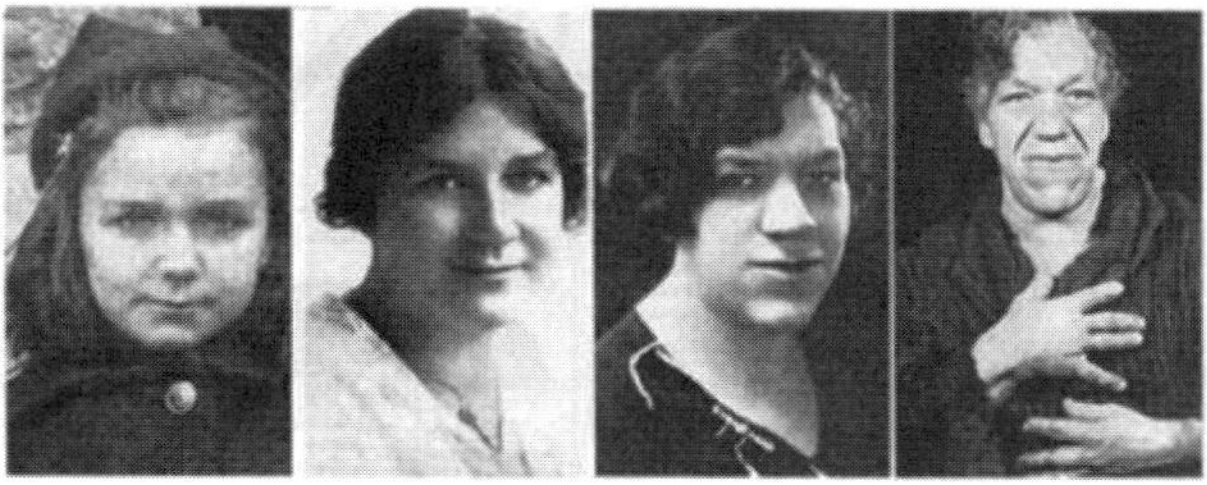

9歳　16歳　33歳　52歳

られて、〝先祖返り〟したのです。

成長ホルモンが過剰になると〝見てくれ〟が変わるだけではありません。放っておくと「先端巨大症」の患者さんは短命になります。一つには、腎臓が大きくなり、塩の吸収が多くなり高血圧になるからです。もう一つの理由は、がんになりやすくなるからです。

がんは、臓器を作っている細胞がのべつまくなしに増え続けることにより起こります。成長ホルモンは肝臓に作用して、**IGF－1**（インスリン様成長因子）という別のホルモンの分泌を促します。IGF－1は、**筋肉や骨に働きかけて、その成長を促進します。**IGF－1は、細胞の増殖を促すのです。ですから、成長ホルモンが、無制御に分泌されるようになった「先端肥大症」の患者さんはがんが起こりやすくなります。私たちは、「先端巨大症」の患者さんが入院されると必ずがんができていないか、症状がなくても全身チェックをします。往々にして、がん、特に前がん状態の大腸ポリープが見つかります。

一方、「ラロン症候群」という特殊な病気があります。これは成長ホルモンの受け手、成長ホルモンの受容体に異常がある病気で、成長ホルモンが分泌されてもその作用が発揮されなくなります。患者さんは成長が抑えられ、身長も伸びません。しかしこの病気の方ではがんが少なく、また糖尿病になる頻度も低く、長寿であることが知られています。

動物実験でも、成長ホルモンの作用がなくなるように遺伝子操作を施した動物の寿命は長いことが証明されています。

先端肥大症は、100万人あたり40〜60人程度に起こる病気です。ですからみなさんは自分には関係ないと思われるかもしれません。しかし、最近肥満の方が増えています。そして肥満になると起こりやすいがんが存在し、現在大きな問題になっています。大腸がん、乳がん（閉経後）、子宮体がん、食道がん、胆のうがんなどです。大腸がんは現在女性のがんの死因の第一位です。

なぜ肥満になるとがんになりやすいのかというと、実は、IGF-1の働きが強くなりすぎるのがその一因です。肥満で、体の〝サイズが大きくなる〟ときにやはりIGF-1

の作用が大きくなっているのです。ですから、「成長」と「がん」は万人にとって見過ごすことのできない大問題です。

ジョージ・ルーカス監督、映画『スター・ウォーズ』に、「ヨーダ」という英雄が登場します［左図］。身長わずか66㎝のジェダイ・マスターで、銀河唯一のグランド・マスターの称号を持ち、生ける伝説と称される人物です。ジェダイ評議会の長老であり老人の姿をしていますが、顔は本当に幼い。戦闘においては、ライトセーバーを手に、変幻自在に跳ねまわる体術を駆使し、その実力はジェダイ史上最強といわれ、宿敵ダース・シディアスと肩を並べるとされています。

スター・ウォーズの「ヨーダ」は老人でありながら顔が幼い

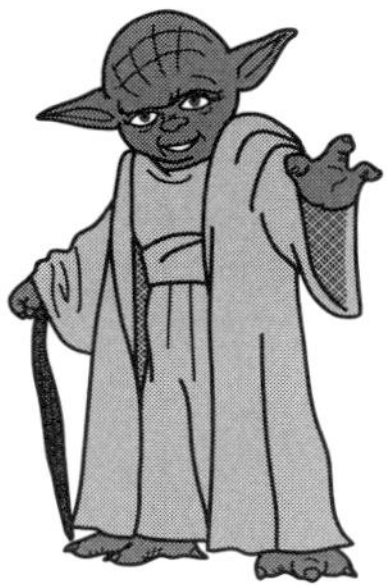

幼さを保つことは長生き、そして強さにつながります。

「寝る子は育つ」のはなぜ？

こうして我々は成長をある程度セーブすることで、長生きしようとしています。ですから、成長ホルモンは一日中のんべんだらりと同じように分泌されるのではなく、上がり下がりの激しいスパイク状のグラフのように分泌されます。短期間だけ、血液の濃度を上げてメリハリを利かせて、必要な成長だけ促しています。また、スパイク状に濃度が高くならないと、その作用は十分に発揮されないこともわかっています。ホルモンはただ多ければいいというものではないのです。〝過ぎたるは及ばざるがごとし〟です。

睡眠を十分とると身長が伸びるといいますが、これはある程度正しいことです。それは、睡眠中に成長ホルモンがたくさん分泌されるからです。

なぜ、寝ている間に成長ホルモンがたくさん分泌されるのでしょうか？

寝ている間は、食べることができません。どうしても、血糖が下がり気味になります。放っておくと、脳が低血糖になって、昏睡に陥って、二度と起きられなくなります。**成長ホルモンは、この低血糖の危機を乗り越えるために、寝ている間にたくさん分泌されるの**です。

成長ホルモンには、長期的にＩＧＦ－１（83ページ）の分泌を促して成長を促進するほかに、もう一つ大切な作用があります。それは、短期的に、血糖を上げる作用です。肝臓に蓄えられているブドウ糖がいくつもつながったグリコーゲン（ブドウ糖の貯蔵形）を分解して、ブドウ糖を作り、また脂肪組織から中性脂肪を分解して、エネルギー源を作り出す作用を持っています。

幼く生まれた人間の赤ちゃんは、成長の過程で脳がどんどん発達していきます。そのために莫大なエネルギーが必要となります。五歳以下の子どもは、脳が機能するために基礎代謝エネルギーの40〜85%を消費しています(大人の場合は、16〜25%)。赤ちゃんの脳にはたくさんの糖分が必要なのです。ですから、赤ちゃんでは、特に寝ている間に低血糖になる危険性が大きいのです。

育ちざかりの時には、体を成長させるためにも、また脳が低血糖に陥って、知能低下にならないようにするためにも成長ホルモンはどうしても必要です。ですから、寝ている子どもではたくさんの成長ホルモンが分泌されます。

こうして、〝寝る子は育つ〟のです。

「寝ない子は太る」?

富山大学の関根道和氏は、就寝時間が遅い子どもは太りやすいと発表しています。寝る時間が遅い子どもは、どうしても寝不足になり朝起きるのが遅くなる。そうすると、朝ごはんを抜きにする「欠食」が多くなる。さらにこうした家庭では、一人でご飯を食べる「孤食」の傾向も往々にして見られ、このような子どもの食習慣の乱れが、肥満を生じさせると、氏は指摘しています。

「寝ない子は太る」ことは、成長ホルモンからも十分説明できます。**睡眠時間が短くなり、成長ホルモンが足りなくなると、脂肪が燃焼しにくくなるのです。**

この現象は大人になってからも問題となります。成長が終わった大人になってからでも、成長ホルモンが少なくなると、低身長の問題は起こりませんが、メタボ型の体型になりやすくなります。いわゆる**悪玉コレステロール（LDLコレステロール）も増えます。**やる気が出ない、精力減退などを訴える方もいらっしゃいますし、狭心症など血管病変にも罹《かか》りやすくなります。こうした状態は、「成人成長ホルモン分泌不全症」として最近注目されています。成長ホルモンは、多すぎると短命になってしまいますが、少なすぎてもまた別の問題を起こしてしまうのです。

日本人は、韓国人とともに世界一睡眠の短い人種といわれています（フランス人が一番よく寝ているそうです）。おなかがポッコリ出た中年日本人男性は、食生活の乱れだけではなく、睡眠不足にも要注意です。

睡眠は脳の自習時間

「寝てばかりいないで、すこしは勉強したら！」と、子どものころ、お母さんから言われた方も多いと思います。古くから、寝ることには怠《さぼ》りのイメージが固定していますが、決してそうではありません。

私たちの脳は、昼間起きている間に、洪水のように体の各臓器からもたらされる〝情報〟を〝一旦、承っておきます〟と受理しているだけです。眠りにつくことで受付時間を終了させて、寝ている間に、情報を整理して重要と思えるものだけを記憶にとどめようとしています。**睡眠は、体を休めるという効果もさることながら、実は脳を一人にさせて自由闊達に働かせるために重要なのです。睡眠時間が短くなると、脳は十分整理ができないままに次の日を迎え、また新しい情報の嵐に見舞われます。この状態が高じてくると、脳のストレスがどんどん高まり、ホルモンバランスが乱れます。**こうして、まさに最近問題になっている〝残業自殺〟のような問題が起こってしまいます。睡眠時間が7・5時間のときに、最も死亡率が低いという統計もあります。

ですから、適度の睡眠は、「ホルモン力」強化のためにはとても大切です。

〝頭を整理するために、ちょっと寝てくる〟――というのはギャグではありません。果報は寝て待て、です。

ブルーライトとホルモンバランス

2014年の、文字通り明るいニュースは、ノーベル物理学賞受賞者として、青色発光ダイオード（LED）を開発した赤﨑勇（名城大学終身教授）、天野浩（名古屋大学教授）、中村修二（米カリフォルニア大学サンタバーバラ校教授）氏が選ばれたことでしょう。

発光する半導体であるLEDは今から50年以上も前に発見されました。白色光を作るためには、赤、緑、青の三色が必要ですが、赤、緑のLEDは早くに開発されていました。しかし、非常にエネルギーの強い青色LEDの開発は困難を極め、20世紀中の開発が無理と思われていました。しかし彼らによってその開発がなされたことで、低コストで耐久性に優れたLED照明は、瞬く間に世界を席巻しました。そして、パソコンなど、いわゆるVDT（ヴィジュアル・デスプレイ・ターミナル）の普及のなか、我々は夜遅くまでLEDに曝されることになります。**光、特にLEDの光は、脳から分泌されるメラトニンというホルモン**（253ページで詳しくお話しします）**の分泌を強力に抑えます。**メラトニンは

〝夜のホルモン〟です。成長ホルモンと同様、睡眠と深いつながりがあります。

メラトニンは、私たちの体に備わっている〝生体時計〟のリズムを調整する大切な働きがあります。我々の持っている「時計」が正しく進むためには、昼間に十分な光を浴びてメラトニンの分泌が抑制され、夜、真っ暗な中でメラトニンが十分分泌される必要があります。寝不足は、睡眠時間が短くなることとブルーライトへの暴露が長くなることによって、メラトニンの分泌を減少させます。逆に、年を取ると目のレンズが白濁する白内障が進み、その結果、20代の方に比べ、50代では、網膜に届くブルーライトの量は30％まで低下します。ですから、白内障の方では、昼間に十分メラトニンが抑制されることが妨げられます。

こうして、**睡眠不足によってメラトニンの分泌が障害されると、生体時計が狂い、体に異変が生じます。がんの発生が増えることもその一つです。**飛行機のキャビンアテンダントやシフトワーカーの女性の方で乳がんの発生が高くなることが知られています。また〝メタボ〟にもなりやすくなります。これは〝光メタボ〟と呼ばれています。

ですから、夜にはなるべくメールをチェックすることはやめておいたほうが無難です。

なぜ年を取るとがんになるのか

現代は、二人に一人ががんになり、そして三人に一人ががんで死ぬ時代です。がんは、自分とは関係がないと、見て見ぬふりをするわけにはいかない病気になりました。がんの方が増えているのは、過去に猛威を振るっていた感染症や脳卒中が、優れた抗生物質、高血圧の薬剤がどんどん開発され、ある程度制圧されて、寿命が延びたからです。逆に言うと、長く生きるとがんは必然的に起こりやすくなります。

最近、この老化とがんの関係についても、ホルモンが関わっているという研究がなされて注目されています。

専門的には、「老化に関係したホルモン分泌：SASP（senescence-associated secretory phenotype)」といいます。これは、簡単に言うと、長年にわたりいろいろな臓器を酷使していると、どうしても不具合を生じる細胞が出てきます。そういった細胞を野放しにしていると臓器の機能が障害されるので、こうした細胞を取り除こうとして、不具合を生じた細胞自身が、ある種の〝攻撃的なホルモン〟を分泌します。このホルモンは、分泌した細胞と周りの細胞を殺そうとする——いわば集団自決をさせようとします。しかし、相当なダメージを受けながらも、この凄惨な行為を掻い潜る細胞が残ることがあります。つまり攻撃的なホルモンの作用に耐えて生き残る細胞が出てきます。

この細胞たちは、生死を彷徨《さまよ》うなかでかなりの攻撃を受けても死なない細胞に生まれ変わっています。これががん細胞というわけです。あまり高齢になると、がんは起こってきませんし、進行も遅くなります。これは、高齢の方の細胞には、攻撃的なホルモンを出す力があまり残っていないからです。

長生きしようとして、ホルモンが頑張りすぎることが、皮肉にもがんの発生につながってしまうのです。若いうちは、〝無理がききます〟から、自分の臓器を目いっぱい酷使しがちです。その〝つけ〟が年老いてから、がんにつながるのです。自分はまだまだ若いと思えるときから、体を労《いた》わる癖をつけることが大切です。

成長ホルモン強化法

- 昼寝でもいいから、睡眠時間を何とか確保する
- 夜はメールをチェックしない
- 眠るときは部屋を真っ暗にする

No.
02

愛情を作るためのホルモン
オキシトシンとバソプレッシン

育児とキズナのホルモン

人間は二足歩行をすることで、栄養価の高いものを獲得するようになり、大きな脳をゲットでき、まさにホモ・サピエンス、賢い人間になれました。しかし、そのためには、骨盤を小さくする必要があり、赤ちゃんを幼い状態で産むことになりました。生まれた赤ちゃんは、生まれたあとで、いろいろな刺激を受けて脳を発達させることができるようになり、さらに賢くなることができました。そして長生きすることもできるようになりました。

大変めでたいことですが、これは実に大変なことです。人間の赤ちゃんは生まれた時は全く無防備、自分では何もできません。そのために、幼く子どもを産んだお母さんは、極めて長くそして手間のかかる「育児」という十字架を背負うことになったのです。

育児を成功させるには、子どもを産んだ瞬間からお母さんが、子どもを愛おしく感じ、一生懸命に育てたいと思うようにならなければいけません。ここでも、ホルモンが大活躍します。

オキシトシンというホルモンは、今「愛情ホルモン」として大変注目を浴びています。視床下部の「室傍核」といわれるところで作られますが、下垂体に運ばれて、血液に乗って全身に回っていきます。わずか9個のアミノ酸からできていますが、先にお話ししたバソプレッシン（64ページ）とは兄弟関係です。バソプレッシンも9個のアミノ酸からなり、二つのアミノ酸がオキシトシンと異なるだけです。下等動物（無脊椎動物）では、オキシトシンとバソプレッシンの両方の作用を持ったホルモンが一つあるだけです。

私が医学部の学生の時は、オキシトシンは分娩時に子宮を収縮させ、乳腺を刺激して乳汁分泌を促すと習いました。実際、**子宮収縮薬や陣痛促進剤として使われ、大変役に立っています。**しかし、妊娠授乳に関わるとされるオキシトシンは男性にもありますし、妊娠分娩以外の時にも分泌されています。分娩、授乳にしか使われないホルモンがどうして一生分泌され続けないといけないのか、私には違和感がありました。オキシトシンには、他にもっといろいろな役目があるのではないかと思っていました。

最近の研究で、オキシトシンは、子宮などの臓器に作用するだけでなく脳にも働くこと

がわかってきました。オキシトシンを作る神経細胞は、他の神経に腕を伸ばし、その先端からオキシトシンを分泌して、その神経細胞に直接働くのです。

オキシトシンは、お母さんが、自分が産んだ子どもを、〝何者にも代えがたく〟「愛おしい」と感じるように仕向けている可能性があることが明らかになってきました。そのメカニズムはよくわかっていませんが、少なくとも、「扁桃体」という恐怖を感じる神経に働きかけその活性を抑えること、先にお話しした報酬系に属する「対座核」に作用して、心地よさを高めることが知られています。

なぜわが子なのか、他のかわいい赤ちゃんではいけないのかもよくわかっていません。自分が子どもを産んだまさにその時にオキシトシンの分泌が非常に上昇することと関係があるかもしれません。羊では、オキシトシンは自分の赤ちゃんの臭いをかぎ分けることができるようにします。

〝私、子どもなんて育てられるんだろうか〟と心配していた女性も、オキシトシンはたちどころに、〝ミラクルお母さん〟に大変身させるのです。

しかし、いくらわが子を愛おしいと思ってお母さんが頑張っても、お母さん一人だけでは育児に限界があります。そこで、夫の協力をゲットしようと、オキシトシンは働きます。オキシトシンは、性交渉、さらに愛撫や抱擁などの**皮膚への接触でその分泌が増えること**が知られており、「**抱擁ホルモン**」とも呼ばれています。

そうした行動の際に、オキシトシンは、**ペアー・ボンド（pair bond）の気持ちを高めます**。ペアーとは、夫婦、そしてボンドは、いわゆる〝**キズナ**〟（**一体感**）です。パートナーとの一体感を強く持てるようになると、自分たちの子どもを協力して育てようという気持ちが、二人の間で高まります。

最近、オキシトシンを点鼻で投与することが試されています。これまでオキシトシンは、男性にしか投与されていませんが、投与された男性は、自分のパートナーの女性に対しては、その人をさらに愛おしいと思う気持ちが高まりました。しかし全く知らない女性には興味をそそられるということはなかったと報告されています。ですから、オキシトシンは、「浮気防止ホルモン」とも呼ばれます。

〝自分、不器用ですから……〟——男性の愛情表現は？

光の刺激を伝えるホルモンとしてバソプレッシンが重要であるとお話ししましたが、バソプレッシンは、オキシトシンと兄弟のホルモンであり、男女の愛情に関しても似たような作用を持っています。

バソプレッシンは、男性的な愛情表現を強めるといわれています。バソプレッシンは、尿を濃縮して、体から水分が出ていくのを防ぐ作用があります。動物は尿を自分の活動範囲内に放出することで、自分の縄張りを〝仲間〟に知らせるともいわれています。尿に関係する作用のあるバソプレッシンは、オスに投与すると、**感情的にも縄張り意識を高めます。また、攻撃性が高まる、表情がきつくなるという作用もあります。**これらは、自分の家族を守ろうとするときの、男性なりの行動パターンなのかもしれません。メスにバソプレッシンを投与すると、より友好的な表情になるようです。

男性においては、バソプレッシンの受容体の遺伝子異常が離婚率に関係していたという報告もあります。遺伝子異常によりバソプレッシンの受容体が減ることで、バソプレッシンの働きが悪くなると離婚率が高くなるというのです。この結果から、バソプレッシンには「離婚ホルモン」という物騒なあだ名もあります。これでは、バソプレッシンがまるで悪玉のような誤解を受けかねません。もちろん、バソプレッシンも我々の強い味方です。

バソプレッシンは、〝男性仕様ホルモン〟なのです。２０１４年、日本映画界を代表する大スター、高倉健さんがお亡くなりになりました。〝自分、不器用ですから〟は、健さんの名台詞です。バソプレッシンは、オキシトシンとはひと味違った愛情表現をするホルモンです。

〝守ってやるから黙って俺についてこい〟とでもいうような、無骨な優しさを示してくれるのです。自分の縄張り内にあるものには優しくなる、ということです。

バソプレッシンは、脱水が激しい時や塩からいものをたくさん食べた時に分泌が高まります。これは、尿が作られるのを極力抑えて、体から水分が逃げていくのを防ぎ、そして〝濃く〟なった血液をすこしでも体にたまった水分で薄めようとするためです。

握り寿司をたくさん食べて、醬油をたくさん使ってしまったあと、たくさん水分を取りたくなります。そのような時に、バソプレッシンはたくさん分泌されています。尿量を少なくするとともに、バソプレッシンは脳に働いて、もっと水分を取りたい気分にさせます。

不思議なことに、バソプレッシンは、タバコを吸うとたくさん分泌されます。どうしてそのようなメカニズムがあるのか、その目的はよくわかりません。

男同士で、タバコをふかしながら、お寿司をたくさん食べていると、縄張り意識が高くなって、女性をめぐってお互いケンカになるかもしれません。それとも、健さんのような魅力的な男になれるのでしょうか。

信じるヒトこそ救われる

育児を成功させるためには、自分のパートナーだけでなく、さらに、親類縁者、地縁血縁、もっとたくさんの人の協力を得たくなります。実際、ヤノマミ族は、いくつかの家族が一つの大きな家「シャボノ」［左図］と呼ばれる、中央に広場がある、ドーナッツ型の家に一緒に住んで、助け合っています。その人数は、総勢150人くらいです。進化心理学者ロビン・ランバーによると、150人というのは、我々人間がしっかりとその人の顔を認識して、お付き合いをし、直接助け合える最大人数（ランバー指数）だそうです。そうしたご近所の人たちの協力を得るにはどのようにすればいいのでしょうか。

我々の祖先が幼く生まれる戦術を取ったことで、脳も、生まれてから成長する余裕、大きな〝伸びしろ〟を持つことができました。我々の脳は、1000億のニューロンから成り立っています。偶然かどうかわかりませんが、銀河系には、1000億の恒星が存在するといわれており、まさに星の数ほど神経の数があるのです。チンパンジーでは、生後1

年で、神経細胞は分裂することを停止してしまいます。一方人間では、生後どんどん神経細胞は増え続け、3年で脳の重さは3倍になり、その後も脳の成長は20歳まで続きます。
我々人間は、神経の数が増え、配線がどんどん複雑になる途中で、出産されて、社会に登場することになりました。そのおかげで、膨大な情報を獲得できるようになりました。

ヤノマミ族の集落「シャボノ」

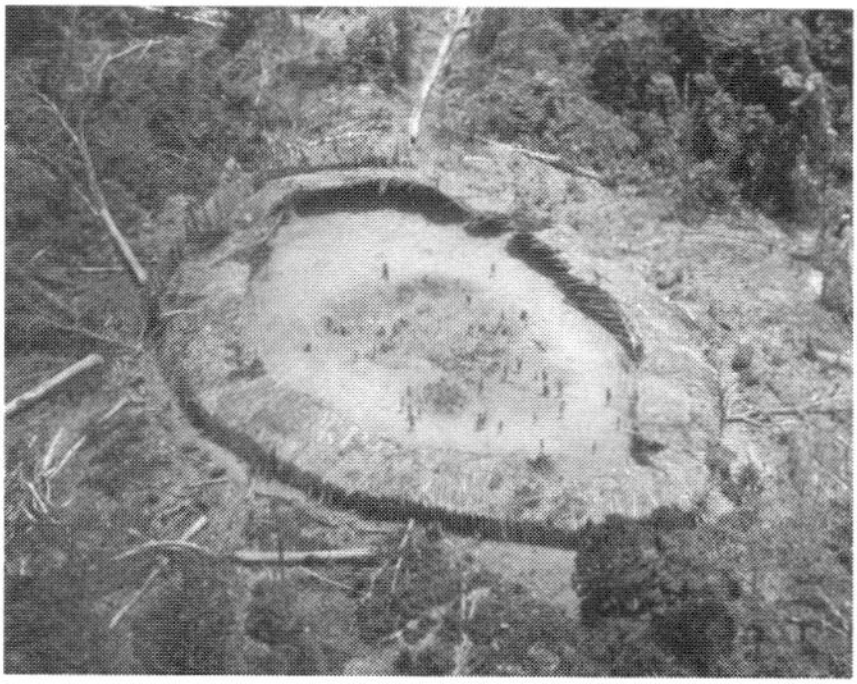

（写真＝朝日新聞社）

こうして得られる情報を、天文学者で遺伝子の研究もしていたカール・セーガンは、遺伝子で規定される「遺伝子情報」と区別して、「脳情報」と呼んでいます。一歳半の赤ちゃんは、二時間ごとに一つの言葉を覚えていくといわれていますし、3歳ぐらいまでの子どもは、いとも簡単に何カ国語もマスターしてしまいます。

私たちは脳の発達のおかげで「言語」を持つようになって初めて、論理的な思考が可能になりました。その結果、他の人も自分と同じように〝考えている〟ということが認識できるようになりました。自分と他人の区別がはっきりしてきたのです。こうして、他人を意識できるようになって、私たちは、「こころ」を持つようになったといわれています。

面白いことに、死んだ人を埋葬するのは人間だけです。ホモ・サピエンス以外では、ホモ・サピエンスと同じ時代に寒いヨーロッパあたりに住んでいたネアンデルタール人も、死んだ人を副葬品とともに埋葬したといわれています。他の人が死んだのを目の前にして、その人がどうなるのか、自分も死んだらどうなるのかを考えることができるには相当の知力が必要です。「弔うヒト」は「心を持ったヒト」なのです。

「こころ」を持った人間は、他の人の行動を〝予測する〟ことができるようになりました。すると、集団行動のなかで自分が得をするために、相手の「こころ」を読んで、〝欺《あざむ》く〟ヒトが出てきました。こうして、他の人が言ったことと、やっていることが違うという事態が起こるようになったのです。

和語の「こころ」は、「こ、こ」と文字通り、「刻一刻」変化する心臓の音がその語源であるとの説もあります。一方「思ひ」はそう簡単には変わらないものです。人間にこうした変わりやすい「こころ」が芽生えることで、はじめて「信用」問題が生まれてきました。

〝信じる、信じない〟は社会の中で成功するかどうかのうえで大きな問題です。信じてばかりいると馬鹿を見ることもありますし、全く信じないと集団からつまはじきにされます。そのなかで、**オキシトシン**は、**「信じる」**という選択を取りました。

相手を信用して送金すると、お金をもらった相手は、さらに送金を続けてもらえるかどうかを考えながら、どれだけ返金するかを決める、という金銭取引の信頼ゲームで、オキシトシンの点鼻効果が試されました。その結果、オキシトシンによって、相手への信頼度はどんどん増し、相手から裏切られても送金し続けるようになることが示されました。

人を信じることは、他の人から協力を得るためには必要なのだということをオキシトシンは教えてくれています。まさに〝情けは人の為ならず〟です。

「世界で最も優秀な40歳以下の教授40人」に選ばれた組織心理学者、アダム・グラントは著書『GIVE & TAKE』の中で、社会で成功するのは、真っ先に自分の利益を優先させる人（テイカー）でも、損得のバランスを考える人（マッチャー）でもなく、人に惜しみなく与える人（ギバー）であるといっています。

2010年、金沢大学「子どものこころの発達研究センター」から、**知的障害のある自**

閉症患者にオキシトシンを点鼻で投与したところ、自閉症の症状が改善したとの発表がありました。社会の中で他の人とうまくやっていくにはオキシトシンが生み出す「信じる力」が大切なのでしょう。

オキシトシンは、日本では、子宮を収縮させ、陣痛を促進するための注射薬しか保険適用が認められていません。しかし海外では、オキシトシンの点鼻スプレーが製造され、授乳促進に使われています。ネットで海外からオキシトシン点鼻スプレーを輸入できますが、まがい物も多く、安易に手を出すと副作用が恐ろしいです。

マッサージが血中オキシトシン濃度を高めるとの報告もあり、46ページでお話しした、CAM（補完代替医療）での、ハンドヒーリングの効果も一部は、オキシトシンがもたらしているのかもしれません。

未知の薬に手を出すより、パートナーとお互いマッサージし合うほうがいいのではないでしょうか。

「恋」

シテ（狂女　梅若丸の母）

「沖の鷗とゆふ波の。

ワキ（隅田川の渡し守）

「昔にかへる業平も。

シテ「有りや無しやと言問ひしも。

ワキ「都の人を思妻。

シテ「わらはも東に思子の。ゆくへを問ふは同じ心の。

ワキ「妻をしのび。

シテ「子を尋ぬるも。

ワキ「思は同じ。

シテ「恋路なれば。

能作品「隅田川」は、一粒種である梅若丸を人買いにさらわれ、京都から武蔵国の隅田川まで流浪し、愛児の死を知ることになる母親の悲嘆を描いています。狂女ものは一般に、最後はハッピーエンドで終わりますが、この作品は珍しく、母の絶望で幕を閉じます。世《ぜ》阿弥《あみ》の子どもである作者、観世元雅《かんぜもとまさ》は、父の世阿弥が幽玄の能を追求したのとは異なり、現実を見据えたリアリスティックな作品を多く作っています。

古来、日本語の「恋」は西洋の「恋、ラブ」とは異なっています。この作品は、母親が、はるばるやってきた桜咲く隅田川で、『伊勢物語』の在原業平《ありわらのなりひら》を思い出し、業平が妻のことを、自分は子どものことを「恋しく」想う「思ひ」を重ねながら、謡われます。

「こひ」は「乞う」からきていて、本来「自分のものと思っている何かが、一時的になくなってしまい、それが元に戻るまで、不安で、不安で仕方のない状態」というニュアンスだそうです（『日本人の身体』安田登　ちくま新書）。

まさにこの**「自分のもの」という「思ひ」、つまり、一体感を作り出すホルモンこそがオキシトシンだと私は考えます。**

「ラブ」は疲れる、そしてやがては冷める？

それでは、西洋の「ラブ、恋」にはどのようなホルモンが関わっているのでしょうか？

「恋は盲目」といいます。恋人をゲットするのには、次の項目でお話しする、男性ホルモンの〝押し〟の力が必要ですが、いったん相手が見つかり〝恋に落ちて〟しまうと、無我夢中、その人のことしか考えられなくなります。そして、「その人を独り占め」したくなります。この気持ちは、第一章「『ガンダム』への命令」のところでお話しした、報酬系を操る、ドーパミンが大きな働きをします。

最近、脳のどの部位が活動しているかを正確に捉えることができるｆＭＲＩ（機能的核磁気共鳴法）という方法が開発されました。この機械を使って、**恋に落ちている人の脳を調べてみると、「腹側被蓋」と呼ばれるドーパミンを多量に作り出す神経、そして、「側坐核」や「尾状核」と呼ばれるいわゆるドーパミンが作用する報酬系のメインの神経が強く活動している**ことがわかりました。

ドーパミンは、何としてでも、自分の興味を持ったものをゲットしたいという気持ちを起こさせます。そのために、我々を常に躁状態にしますし、活力を与えてくれます。ドーパミンは、あとでお話しする、ストレスに対抗する自律神経を活発にさせるノルアドレナリンを作り出します。ノルアドレナリンは、集中力を高めますし、記憶力も強くします。好きな人のことは何でも覚えているのは、このためです。同時に、眠気もなくなり食欲も落ちます。好きな人のために不眠不休状態になります。

ｆＭＲＩの検査で、逆に活動が抑えられる神経もあるのがわかりました。「扁桃体」と呼ばれる恐怖や悲しみを感じる神経です。**恋に落ちてしまうと怖いもの知らずになります。我々の体を安定させるセロトニンの力も落ちてしまいます。**セロトニンは、腸でたくさん作られていますが、脳でも産生されています。物を食べた後〝ほっこり〟するのはセロトニンの作用ですが、恋に落ちてしまうとそんなゆったりする気持ちもなくなります。

ですから「ラブ」はもともと体に悪いのです。ホルモンは、子どもを作るために、恋人と是が非でも一緒にいたいと思うように、我々を仕向けます。しかしこれは結構、体に〝こたえる〟のです。疲れます。ですから、長続きしない。やがては「ラブ」は冷めてしまう運命にあります。

一人の人とずっと一緒にいたい、そして、いられる、日本古来の〝恋〟を実現するのは、こうした激しいホルモンではなく、やはりオキシトシンの力です。

ケンカをやめて

夫婦げんかをしている時、オキシトシンはどうなっているのでしょうか？　オキシトシンがどうなればケンカをやめられるのでしょうか？

激しく言い争う、というのは、やはり二人が同じレベルでものを考えてしまっていて、少しの違いが気になることから起こると思います。同じ土俵に上って初めてケンカになる。あまりにも考えが違っている人には、〝開いた口が塞がらない〟わけで、ケンカにもなりません。

ケンカの根っこには、ペアー・ボンド（つがいの絆）が存在していると思います。ですから少しはオキシトシンが頑張って作用している。そこにケンカの種があるわけで、いよいよケンカになってしまったなら、もっとオキシトシンの働きを強めるしかありません。しかし、オキシトシンは抱擁ホルモンということで、いきなり怒り狂っているパートナーを抱き締めてはもちろん逆効果。「私に触れないで！」と一喝されるだけです。まずは自分のオキシトシンの分泌を高めることです。

オキシトシンは、二人の〝つながり〟のためのホルモンですが、一人でもその分泌を高めることができます。自分が飼っているペットを撫でてあげるのはいかがでしょうか。イヌだけはいつでも飼い主を受け入れてくれます（私もイヌを飼っていますが、これは実感です）。実際、**イヌを撫でていると血中のオキシトシン濃度が高まるという研究もあります。**

またイヌを飼っている人は、心血管病になりにくく、またなったとしても重症化しにくいという調査結果もあります。
また、自分の太ももを自分でよくもみほぐすことがホルモンバランスを改善させ、不妊の治療になるというような報告もあります。

あなたがたも聞いているとおり、『目には目を、歯には歯を』と命じられている。しかし、わたしは言っておく。悪人に手向かってはならない。だれかがあなたの右の頬を打つなら、左の頬をも向けなさい。

「マタイによる福音書5章　38－39節」

愛情ホルモン強化法

- ☑ 〝少し愛して、長く愛して〟をモットーにする
- ☑ パートナーとのスキンシップはサボらない
- ☑ ペットを可愛がる

No.
03

成功するためのホルモン

男性ホルモン

オトコの存在価値って？

最近、女性の社会進出が加速化しています。私が所属するホルモンを専門とする内分泌学会でも女性医師会員が、40％に達しています。男女平等、機会均等は言い古された言葉ですし、その精神にすこしの反駁の余地もありません。しかし、私は、やはり男性と女性は違う、という当たり前のことをもっと理解したほうが社会のためにはよいと思っています。「差別」はいけませんが「区別」は生物学的にも厳然とした事実です。世の中年男性が、攻撃的な（？）女性に恐れ慄《おのの》き、ただただ奉っているのも、中年女性たちが、うちの亭主はだめ、とため息のもとに、あっさりと切り捨てて無視するのもどうかなあ、と思います。

人生は、情報伝達ゲームで、世代交代が大切であるとお話ししました（51ページ参照）。

どんな生物でも、子どもを作ることができる体が基本です。ですから、メスが生物の基本形です。事実メスだけでどんどん子どもを生み出す生物（単為生殖）はたくさんいます。しかし、自分のコピーだけが生み出されるクローン生物の社会は、進歩がなく、環境が大きく変われば絶滅の危機に瀕します。そこで、遺伝子に変化をつけるため、オスが生み出されました。

エデンの園には、最初にアダム（土を意味します）がいて、そのあとエバ（命を意味する）が生み出されたとされますが、実際は逆です。どんな生物も、放っておくと女性の体になります。

生まれる子どもたちにバラエティーを持たせる――社会環境の変化に耐えて生き残ることができる子どもを残すために――ことが、オスの役目です。その役目を果たすホルモンとして、男性ホルモンがあります。男性ホルモンにはいろいろな作用がありますが、私は、おそらくそれが、ほとんど唯一の男性ホルモンの存在価値だと思います。

日本の神話の伊邪那岐（いざなぎ：ギは男を示す）は、伊邪那美（いざなみ：ミは女を示す）と一緒に日本の国を作り、天照大御神以下、たくさんの神様の子どもをもうけたことで有名ですが、９３０歳まで生きたといわれる彼は、伊邪那美と正式に離婚したあとは、あまりパッとした人生を歩んでいません。

男性ホルモンシャワーを浴びて

ヒトも含めて、性別のある生物は、どんなものでも、放っておくと自然に女性の体になるとお話ししました。人生の情報伝達ゲームの情報は遺伝子（DNA）に格納されていますが、遺伝子は、二つ、ペアーになって存在しています。これは、鍵と同じように大切なものにはスペアーが必要なためだとも考えられます。また遺伝子情報が、世代を経ても保存されてほしいという欲求と、環境によってすこしは変わっていってほしいという二つの相反する欲求の実現のために、二つ存在するともいわれています（『生命のからくり』中屋敷均　講談社現代新書）。

遺伝子が乗っているものが染色体と呼ばれていて、細胞の中心にある核の中に厳重に保管されています。ヒトの場合は、23種類、46本ありますが、そのうち一種類が、性染色体と呼ばれ、女性はＸＸであり、男性はＸＹです。ですから、女性は遺伝子が性染色体まで含めてペアーになっていて、遺伝子すべてがスペアーを有していますが、男性は、性染色体は異なったものが一本ずつしかありません。

このY染色体に乗っている遺伝子が、男性であることを決めています。Y染色体の上にSRY（性決定遺伝子）が存在し、この遺伝子の働きで、女性生殖器の発達が抑えられ、精巣、陰茎などの男性生殖器の発達が促されます。つまり、男性の持っている遺伝子を女性に運ぶための乗り物（精子）とそれを作る工場（精巣）、そして男性の遺伝子を女性に搬入するための道具（陰茎）が作られます。胎児の精巣ができあがるなかで、男性ホルモンがたくさん作られるようになり、さらに男性生殖器の発達が促されます。この時、もう一つ大切なことが起こります。それは男性ホルモンが、男の胎児の脳に働いて、いわゆる〝男性脳〟を作ることです。いわゆる〝男性らしい〟考え方が身につくのです。バソプレッシンは、男の愛情表現を高めるとお話ししましたが、男性ホルモンは、バソプレッシンの分泌を促進する作用もあります。

オトコの一生のうちで最も男性ホルモンの分泌が高まる時期は、この時期（妊娠6週から24週）と、思春期の時です。胎児期の男性ホルモンの爆発的な分泌は、〝男性ホルモンシャワー〟と呼ばれ、まさにこの時こそが、男性ホルモンの晴れ舞台、見せ場です。男性は洗髪の時、トニックシャンプーを好む方が多いと思います。男性ホルモンシャワーの感触は、あのシャンプーの時に男性が感じる爽快感です（だと思います）。

髪の毛といえば、男性ホルモンが大いに関係しています。**男性ホルモンの代表は、テストステロン**と呼ばれるホルモンですが、男性生殖器の形成は、テストステロンからできるジヒドロテストステロン（ＤＨＴ）によって引き起こされます。

ＤＨＴは、テストステロンより数倍その作用が強く、中年期以降の男性では、男性型脱毛症をもたらします。ですから、新しいハゲの治療薬として、テストステロンからＤＨＴへの変換を阻害する物質が開発中です。

そのほかに、ＤＨＴは前立腺の成長を高め、前立腺肥大や前立腺がんの原因となることがわかってきました。サプリメントのノコギリヤシは、テストステロンからＤＨＴへの変換を抑えることが知られています。

草食系男子の薬指

それでは、〝男性脳〟とは何でしょうか？

草食系男子、肉食系女子という言葉は、今ではすっかり定着しました。震災、大雨洪水など天変地異が社会を揺るがす昨今、危機管理の重要性が叫ばれていますが、最近の男子は、たしかにリスクを初めから冒そうとしなくなっています。これは、ハイリスク・ハイリターンが期待できない世の中、一攫千金なんて夢のまた夢である世相をある程度反映しているのでしょう。

こうした男性の傾向は、以前は〝女性化〟と呼ばれていましたが、肉食系女子繁殖のなか、女性化というのは事実に反するようになり、狩りをすることもなく、草ばかり食べる草食動物に模して草食系と称されるようになりました。

短い期間で売買を繰り返す証券投資家、トレーダーとして成功している人は、血液中の男性ホルモン濃度が高いという報告があります。瞬時に状況を正確に判断して、きっぱりと決断する姿勢、かつての肉食系男性が持っていた〝男らしさ〟、勝負師スピリットは、男性ホルモンにより作られた〝男性脳〟が生み出します。ハイリスク、ハイリターンを望むなら、男性ホルモンで、イケイケドンドンというノリが大切なのでしょう。世間的に成功するには男性ホルモンが必要です。

胎児の時に、男性ホルモンシャワーがどれだけ多かったかということが、その男性の肉食度を決めると思われます。面白いことに、その程度は、薬指と人差し指の長さの差として現れるという調査があります。女性も男性ホルモンはありますがその量は少なく（男性の5～10％）、女性は人差し指とくすり指の長さはほぼ同じか、人差し指のほうが長いのです。男性ホルモンの分泌がはるかに多い男性では、薬指の長さが、人差し指に比べて長くなります［左図］。

レオナルド・ダ・ヴィンチが1485〜1490年頃に描いた「ウィトルウィウス的人体図」では、正確に薬指が人差し指より長い男性が描かれています［118ページの図］。

しっかりとした調査は不可能でしょうが、私の予想では、草食系男子は、薬指の長さが短い、と思います。

男性は薬指が人差し指より長く、女性は人差し指が薬指より長い

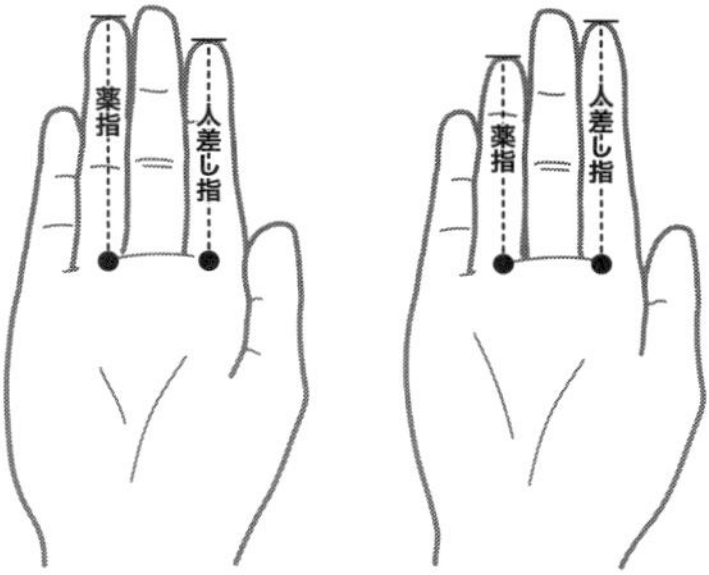

がんと職業柄――前立腺がんvs.膀胱がん

昔から、「師」と呼ばれる職業として、「牧師」「教師」「医師」があります。私も医師ですが、これらの職業の共通した特徴は、仕事上、想定外の変化に対応するような場面に接することが少なく、しかし人々の日常生活で必ず必要

「ウィトルウィウス的人体図」

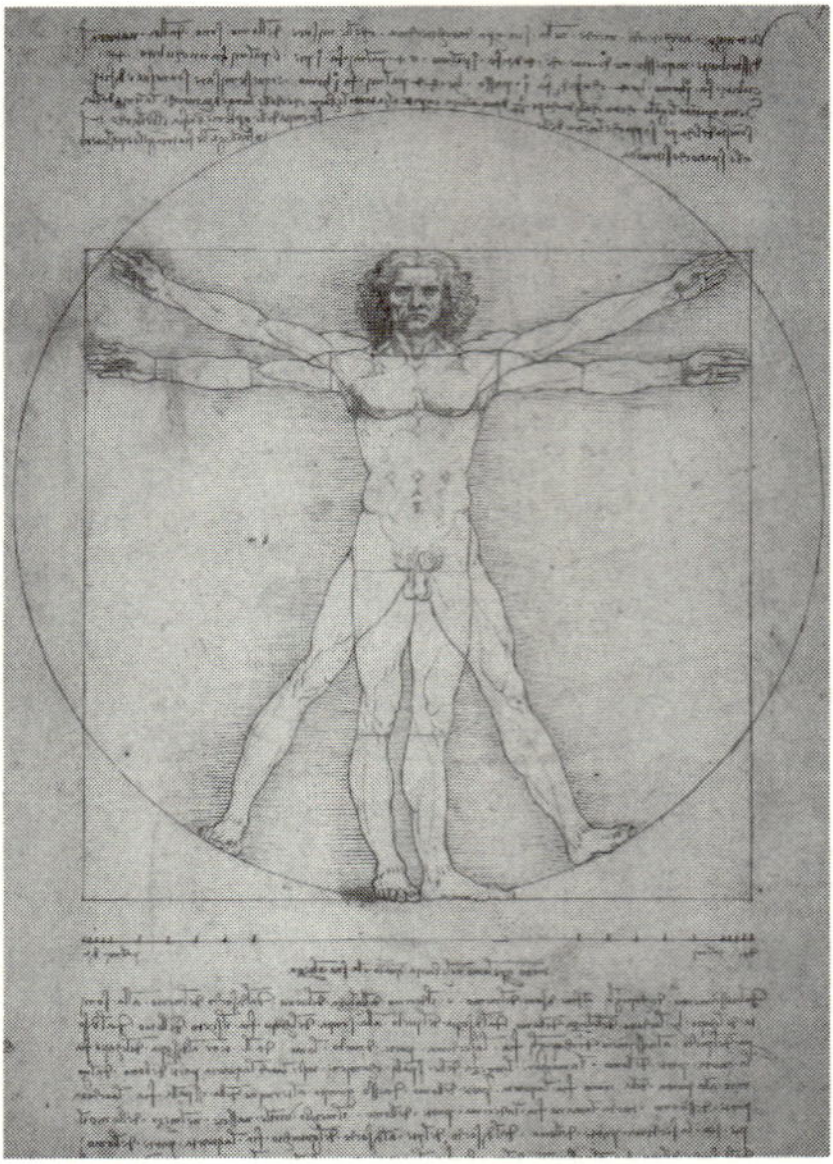

レオナルド・ダ・ヴィンチ作／アカデミア美術館所蔵

になる（ある意味、想定内の）問題を確実に解決しなければならないことだといわれます（そう断じてしまうのは、私には抵抗感はありますが）。

　こうした職業についている人には草食系の方が実際に多いようです。私もたぶん、典型的な草食系人間だと思います。〝草しか食べずに〟生きてきたような気がします。

　昨今の異常なまでの医学部ブームは、先行き不安な社会で、安定を求める草食系学生の気風を反映しているのでしょう（それだけの理由で医学部に入ってこられるのは、私たち教育する人間にも、患者さんにとっても、また本人にとってもよくないことだと私は嘆いています）。

こうした職業についている方は、前立腺がんになりやすいといわれています。**前立腺がんは、男性ホルモンによってその増殖が促進されます。**臨床的に、男性ホルモンの作用を抑える治療法が施されています。草食系男子では、もともと男性ホルモンが低めなので、男性ホルモンに対する感受性が逆に高くなっています。ですから、こうした性格の男性では、すこしでも男性ホルモンが高くなるときがあると、過敏に反応してしまい、前立腺がんが起こりやすくなります。

また、前立腺がん細胞は男性ホルモンによってその増殖が強まりますので、治療には男性ホルモンを抑える薬を投与します。前立腺がんの治療を受けると、急に柔和な顔立ちになってこられる方が多いです。私は、男性の顔を見て、この人は前立腺がんと戦っておられるな、とわかることが往々にしてあります。

「**おとなしく、まじめで、気配りのできる方が前立腺がんになることが多い**」と、私が親しくしている泌尿器科の教授が述懐されていました。一方、**同じ泌尿器系のがんでも、膀胱がんは、喫煙などがリスクとなり起こります。**もともと生活習慣が乱れがちで、**性格的にも、前立腺がんとは反対に、押しが強く、あっけらかんとしたおじさんが患いやすいそうです。**膀胱がんの進行例では、場合によっては膀胱を取ってしまわないといけないケースもありますが、もともとネアカ傾向のある膀胱がん患者さんは、前向きに治療に取り組んでおられる方が多いです。

一攫千金と玉の輿――依存症体質とホルモン

人生の成功のために、人はよく〝乾坤一擲〟の勝負に出ようとします。そんな時には男性ホルモンが必要です。そうして運よく、〝一攫千金〟をつかみ取れれば人生の成功者となれると思いがちです。

しかし、男性ホルモンに促されて勝負に出ても、〝一擲〟とは言うものの、その思いは〝一擲〟では終わりません。うまくいってもいかなくても、その時の強い思いが、次の〝一擲〟を生みます。成功者は、次から次へと、さらに大きい成功を求め続けるのです。この繰り返しが「依存症」を招いてしまいます。

依存症には精神依存、身体依存などさまざまありますが、いずれも特別なモノ（食べ物、タバコやアルコールなど）や行為（ギャンブル、インターネット、サラ金など）、人物（恋愛、ストーカー行為）へのこだわり、執着が見られ、それらを得るために何度も何度もトライして時間を惜しまなくなり、他にするべき大切なことを等閑《なおざり》にしてしまう状態です。そして、それがゲットできないと、さまざまな身体的な異常、いわゆる離脱症状が見られることがあります。

うまくいったという心地よい気持ち、あるいはうまくいかなかったという悔しい気持ちも、ともに、第一章「『ガンダム』への命令」のところでお話しした**脳の「報酬系」というところが作り出します。**この場所では、前にお話ししたように〝自分が興味を持ったものを何としてでもゲットしたい〟という思いにさせる**ドーパミンが大きな作用を示します。**

普段の生活があまりうまくいっていない時、特にすぐには解決できない問題がある時、ストレスがたまっている時には、人間は安易に、少しだけでもいいからすぐに気持ちよくなりたい、楽しくなりたいと思いがちです。そこで、自分に合った、自分が気になる〝ちょっとした楽しげなこと〟に飛びついて、小さいながらも〝マイ快楽〟を得たいと思ってしまいます。ある意味、これは現実逃避です。

そうしてすこしだけでも快楽がゲットできると、そのことに執着してしまいます。何とかそれだけでもずっと確保したくなる。あるいは、せっかく得た〝マイ快楽〟が失われる不安から逃れたくなります。こうして「依存」が生まれます。

仕事に集中していて、どうも煮詰まってしまった時、スモーカーの人は、「ちょっと一服」といって、タバコを吸いに行きます（最近はそんな簡単に喫煙できるところはありませんが）。そうすると気持ちがすっきりするといいますが、喫煙後は、吐き気がしたり、くらくらしたり、血圧が上昇したりして、むしろ気分がすっきりしない状況になるのが現実です。席を外して気分転換することは意味があると思いますが、喫煙そのものに気分転換効果があるかは疑わしいです。これは、まさに、**目の前の苦しいことを一時止めて、簡単にゲットできる快感に身を委ねる依存症の姿勢そのものです。**こうしてニコチン中毒が生まれます。麻薬中毒も全く同じ図式です。

女性ホルモンは、次のセクションで詳しく述べますが、現実路線を貫くホルモンです。一攫千金なんて、夢のまた夢、楽にしっかりと幸せを得たいのなら、自分に貢いでくれる男を、用意周到にゲットするやり方を我々に選ばせようとします。

一攫千金vs.玉の輿――男と女の成功をつかむ戦法は、全く違っています。しかし、玉の輿戦術をとる女性も、結局は、「男性依存症」であることには変わりありません。「依存」することで成功するのは、やはり無理でしょう。

ドーパミンに振り回されると依存症体質になってしまいますが、うまく使いこなせば幸せな興奮をゲットできます。昨今、何かと話題の〝美魔女〟を見て、適度のドーパミンを分泌して目の保養にするのはいいことだと思います。しかし、彼女たちに振り回され始めたらドーパミンの言いなり、依存症体質への第一歩ということで、要注意です。

減量手術の厳しい現実

マラソン選手が、長く苦しいレースを続けているうちに、走ることが快楽に変わることが知られています。〝ランナーズ・ハイ〟と呼ばれる現象です。これ**は苦しみから逃れるために、脳が、オピオイドという麻薬様物質（麻薬のような作用をする物質）――ある種のホルモン――を分泌するようになって、この物質が苦しみを軽くするだけでなく、さらに気持ちよくしてくれる**からです。麻薬中毒が起こるわけですから、脳が作り出す麻薬様物質、**オピオイドは、当然「依存症」の発症に一役買っています。**

実は、「過食」もこの仕組みで起こります。苦しくなるぐらいに食べ続けるという行為において、おなかが一杯になってはちきれそう、という〝苦しみ〟がオピオイドを分泌させ、逆に快楽を生むのです。食べたものそのものが美味しいから快楽を感じているのではないのです。食べることが一種の競技になっているのです。〝大食い選手権〟のノリです。〝イーターズ（食べる人）・ハイ〟とでもいう状態です。肥満も、一種の「依存症」なのです。

減量手術はあまり日本では行われていませんが、肥満が蔓延している欧米では大変多く実施されています。詳しくは述べませんが、基本のやり方は、食べたものが十二指腸とそれに続く小腸の上部をバイパスするようにする手術です。アメリカでは、日本で年間行われている胃がんの手術件数と同じだけの減量手術が行われています。この手術により劇的に減量することができます。患者さんは体が軽くなって明るくなり、糖尿病を患っていた方では治ってしまいます。

しかし、想像していなかった厳しい現実も起こってきました。もともと過食で超肥満になった方ですから、その方は、過食しなければいけない、つらくて、簡単には解決できない問題を抱えていることがしばしばあります。こうした現実から逃避するために、食べることに依存してしまったのです。手術で強制的に食べなくなって体がスリムになっても、その厳しい現実は変わっていません。

減量手術を受けた方は、手術後もやはり厳しい現実から逃げたいので、今度はアルコールに依存してしまう方が続出してしまいました。今欧米では、減量手術後のアルコール中毒症が問題となっています。

肥満の方を取り巻く**社会環境を整備して、その人の精神状態を改善**しないかぎり、肥満は根治できません。

男性ホルモンと女性ホルモンの間柄——男女どちらも両方のホルモンを分泌している

男と女の　間には
深くて暗い　川がある
誰も渡れぬ　川なれど
エンヤコラ　今夜も　舟を出す
Row and Row
Row and Row
振り返るな　Row Row

長谷川きよし「黒の舟唄」

仕事で成功する方の男性ホルモンは、たくさん分泌されているとお話ししました。しかし、仕事で成功するには、男性ホルモンだけがやたら多く、空気を読めず我を押し通すだけではだめです。チームワークを大切にして、自分の周りの空気を読めないといけません。他人の気持ちがわかる、共感できるという性格は、いわゆる〝女性脳〟の特徴です。この性格は、女性ホルモンが担当しています。

男性ホルモンと女性ホルモンの間には深くて暗い川があると思われがちですが、男女どちらも、両方のホルモンを分泌しています。そして、大切なことは、女性ホルモンは男性ホルモンから作られるという事実です。

男性ホルモンも女性ホルモンも、どちらもコレステロールから作られます（食べても効くホルモン）。**男性ホルモンには、**115ページでお話ししたテストステロン、**アンドロステンジオン、デヒドロエピアンドロステロン（DHEA）の3種類があり、**健康な男子の場合、1日におよそ7㎎程度分泌されています。一方、**女性ホルモンには、エストロゲン（卵胞ホルモン）とプロゲステロン（黄体ホルモン）の2種類があります。**

エストロゲンは、男性ホルモンであるアンドロステンジオンやテストステロンから作られます。卵巣において、まず男性ホルモンが作られ、そののち、アロマターゼという酵素により、女性ホルモンであるエストロゲンに変換されます（アロマテラピーのアロマです。アロマで女性化するというのは何となく実感です）。アロマターゼは、卵巣以外にも脂肪組織や皮膚、骨にもあってそれぞれ血液を流れてきた男性ホルモンをエストロゲンに変えています。エストロゲンは、女性の美しい肌を作るには欠かせないものです。

閉経後、卵巣は女性ホルモンを作らなくなりますが、このような女性でも、乳がんができた場合、がんの中でアロマターゼの作用で女性ホルモンが独自に作られて、がんをどんどん大きく成長させる場合がよくあります。このような患者には、アロマターゼの働きを抑制する薬が治療に使われます。

DHEAは、テストステロンやアンドロステンジオンのもとになる性ホルモンで、男性ホルモンだけでなく女性ホルモンも生み出すことができます。ですからDHEAは、「若返りホルモン」と銘打って、サプリメントとして売り出されています。ヤマイモなど、いわゆる「精のつく食べ物」にはDHEAがたくさん含まれているといわれています。

タバコとホルモン――タバコをやめると太るのはなぜ?

私はメタボが専門で、肥満解消について、いつも患者さんと一緒に悩んでいます。タバコをやめたから太ったということをよく患者さんは言われます。口が寂しくなって、つい食べてしまうからだと患者さんは納得されています。もちろんそういう面もあるかもしれませんが、実はタバコをやめると太るのはそれだけが理由ではありません。ホルモンにも原因があります。

タバコに含まれるニコチンには、男性ホルモンを女性ホルモンに変えるアロマターゼの働きを抑制する作用があります。

タバコをやめると、アロマターゼの働きがよくなって、今までより女性ホルモンが多くなります。女性ホルモンは次のセクションでお話ししますが、脂肪を蓄積しようとする働きがあるので、太りやすくなるのです。

タバコを吸っていた時には、オトコ、オトコしていた印象の男性も、タバコをやめるとすこし柔和に女性っぽく見えることがよくあります。これはちゃんとホルモン的に説明がつく現象なのです。

タバコは、男性仕様のホルモンであるバソプレッシンの分泌も促進するとお話ししました。このように**タバコは、いろいろなホルモンを使って、「男性化」を促します。**男性は女性より寿命が短い。ですから、**タバコは、ホルモンの力を変えて、寿命を短くしてしまいます。**

我が家の家訓――「結婚するなら若ハゲがいい」

男性でも、精巣ではテストステロンから、副腎ではアンドロステンジオンから女性ホルモンのエストロゲンが作られます。男性が作り出す女性ホルモンは、女性の半分程度にも達しています。男性にとって女性ホルモンは、のちに述べるように血管年齢を若く保つためにも、また共感力をもって周りの空気を読むためにも非常に大切です。

私事で申し訳ないですが、私には2人の娘がいます。彼女たちに私は常々こう言っています。

――「結婚するなら若ハゲの男がいい」と。

髪の毛が薄い――医学的には「禿頭《とくとう》」といいますが、テストステロンから生成されるDHTが原因だと言いました。〝若ハゲ〟の男の人は、概してDHTが多いと考えられます。だから、社会で成功する可能性が高いから、そんな男性を探せ、と言っているわけではありません。

私の観察では、どうも、優しい男性が多いように思えるのです。男性ホルモンが多いと、女性ホルモンも多くなって、優しさも兼ね備えた性格になるのではないかと、私は勝手に想像しています。〝若ハゲ〟の男性は、娘を大切にしてくれる確率が高いように思えるのです。

忍び寄る男性の更年期

女性は、閉経時に女性ホルモンが一気に減少して、更年期障害が襲ってきます。一方、男性は精巣機能の衰えは加齢とともに徐々に起こってくるので、いわゆる男性更年期の症状は、本人があまり気づかないうちに静かに起こっていきます。男女ともに、更年期障害は訪れるのですが、「女性は崖から落とされる感じ、男性は坂道を下る感じ」と表現されます。

男性の更年期障害は、最近では「加齢男性性腺機能低下症候群(late-onset hypogonadism:LOH症候群)」として脚光を浴びています。LOH症候群は、単にうつ病として扱われてしまうことが往々にしてあります。実は多くの草食系の中年男性を悩ませている病気です。その初期症状はどのようなものがあるのでしょうか?

成功するためのホルモンである男性ホルモン。やはり人との関わりのなかで繰り広げられる勝負事で威力を発揮します。競走で一等賞の子どものほうが最下位になった子どもより、競技直後のテストステロン濃度が高いという報告もあります。

テストステロンの分泌には日内変動があり、朝に多く分泌され夕方には少なくなります。ですから大切な決断は朝がいい。またテストステロンは、恐怖を感じる脳の「扁桃体」と呼ばれる部位の神経の作用を抑えてくれるので、怒られるのなら朝に怒られるほうが〝こたえない〟。夕方になるとふさぎ込みがちなのはテストステロンの低下が一役買っています。ですから、**チャレンジ精神がなくなった、傷つきやすくなった、ふさぎ込みやすくなった、はまさに男性更年期の症状です（もちろん、早朝の勃起障害も重要な症状です）。**

もっと客観的な症状としては、夜間の頻尿です。**夜何度もトイレに行きたくなるという症状はいろいろな原因で起こりますが、男性更年期もその原因の一つです。**

尿を出ないようにするバソプレッシンは男性仕様の愛情ホルモンであるというお話をしました。バソプレッシンは、まさに男性ホルモンによってその分泌が増加します。ですから、更年期になり男性ホルモンが低下すると、バソプレッシンの分泌が低下して、その結果、寝ている間にも排尿したくなるのです。夜間何度もトイレに行かないといけない人のほうが、その後の追跡調査で更年期障害の症状が発生する確率が高かったという報告もあります。

「群鶏図」

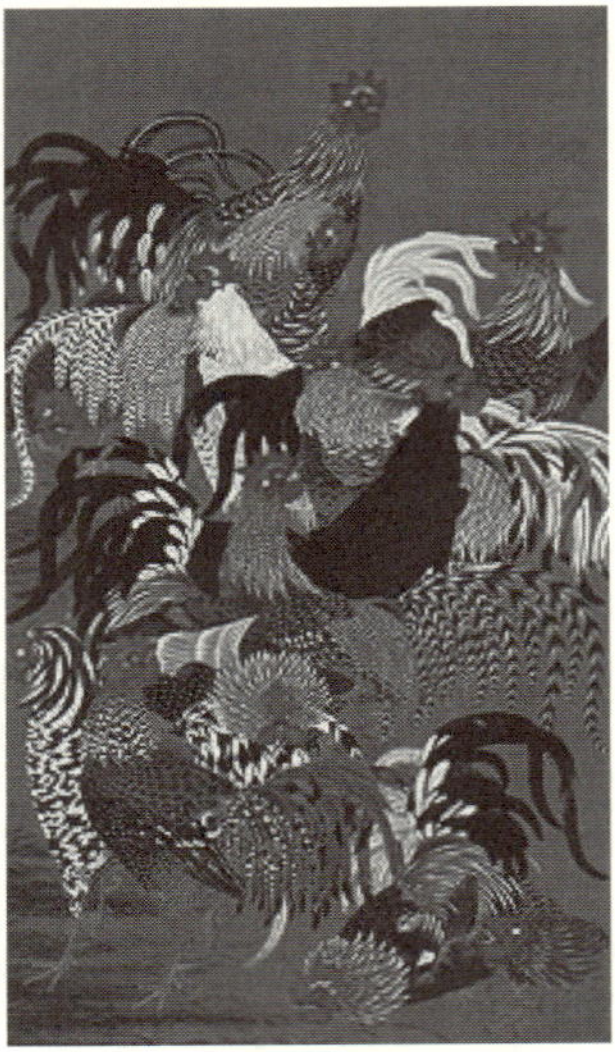

伊藤若冲作

私は自慢ではありませんが、とびきりの〝方向音痴〟です。実は男性ホルモンは地図の上で自分の位置を把握するといった「空間認知能」に関係しています。

伊《い》藤《とう》若《じゃく》冲《ちゅう》は、私が大好きな江戸の絵師です。図は彼の代表作の一つ、「群鶏図」です。まずはご覧ください［右図］。

この絵を見たあと、絵を隠して質問すると女性では何匹いたか答えられる人がいます。男性ではまずいません。概して、女性は全体の構成を把握する力に富んでいます。一方、男性は細かなところ、鶏の鶏冠の色、目の描き方、羽の色合いなどに目が行ってしまいます。どこか一点を見つめてしまいがちなのです。

これは古来、男性は、広い草原で保護色に身を包まれた動物をピンポイントで見つけ出し狩りをする必要があったからだという説もあります。こうしたピンポイントで目標を認識する力は男性ホルモンの作用です。ですから、**最近どうも道に迷いやすくなった、ということがあれば男性更年期の疑いがあるので、要注意です。**

忍び寄る男性更年期を防ぐにはどうすればいいのでしょうか？　**肥満は男性ホルモンを低下させます。**やはりダイエットは大切です。ギャンブルを奨励するつもりはありませんが、**競い合うゲーム感覚のワクワクイベントは、男性ホルモンの維持に役立つ**と思います。私は更年期を防ぐために、競馬のＧⅠレースでは必ず馬券を買うようにしています（？）。

ブルーライトを浴びながらの夜更かしは体に良くないというお話をしましたが、**夜の明るさはテストステロンの分泌を低下させます。**外国では間接照明が普通で、あまり天井灯で部屋を煌々《こうこう》と照らしません。留学中にその生活に慣れていた私は、帰国して日本の部屋があまりに明るすぎて閉口しました。薄明りぐらいの生活が更年期を迎えた男性にはちょうどいいと思います。

諸君はまたそう云う大きな建物の、奥の奥の部屋に行くと、もう全く外の光りが届かなくなった暗がりの中にある金襖や金屏風が、幾間を隔てた遠い遠い庭の明りの穂先を捉えて、ぼうっと夢のように照り返しているのを見たことはないか。……私は黄金と云うものがあれほど沈痛な美しさを見せる時はないと思う。

谷崎潤一郎　『陰翳礼讃』

成功ホルモン強化法

- ☑小さい〝マイ快楽〟ばかり求めない
- ☑大切な決断は朝。怒られるなら夜より朝にする
- ☑時にはドキドキする勝負事にも挑戦する

No.
04

家内安全のためのホルモン
女性ホルモンとミルクホルモン

やはり家を守るのはお母さん？

子育てには周りの人の理解と協力が大切であり、そのためにオキシトシンが活躍すると いうお話をしました。しかし、子どもを産んで、その後もしっかりと育てていくには、や はり本家本元のお母さんが力を発揮しなければなりません。この〝お母さん力〟を与える ことが、女性ホルモンの真骨頂です。

女性ホルモンは、女性生殖器の発育を促進し、成長期では乳腺や乳房を発育させます。 月経周期のなかでは、排卵の制御や子宮内膜の肥厚を促します。さらに脳に働いて、オキ シトシンに対する感受性を高め、いわゆる〝女性脳〟を作り出します。こうした作用は、 子どもを産み育てることに直結した、わかりやすい女性ホルモンの作用です。

しかし、**女性ホルモンの素晴らしいところは**、さらに、**人間が〝生き延びる〟ためのも**

っと基礎的な体力をつけてくれる点です。

家庭における男女の役割分担は近年変わりつつありますが、古来、育児に関してはオスにはあまり期待がかかっていませんでした。メス、お母さんがなるべく健康に生きて、しっかり子育てを行える体力を持っていることが重視されてきたのです。そうした丈夫な女性の体を作るために女性ホルモンは大活躍します。

やりくり上手な女性ホルモン

家を守ってどっしりと腰を据えて子育てするためには、まずしっかりとした体格が必要です。**妊娠出産でカルシウムを失いがちの女性にとって、しっかりと体にカルシウムをため込むため、女性ホルモンは、ビタミンD**（200ページ）**を活性化します。ビタミンDは腸に作用してカルシウムの吸収を促し、腎臓に働いてカルシウムが尿に捨てられるのを防ぎます。**また骨芽細胞という、骨を作る細胞を活性化します。

閉経後の女性は、女性ホルモンが急に減って、「骨粗鬆症」という骨の量が減る病気に罹りやすくなります。骨折、寝たきりの大きな原因になります。年々その患者数は増えており、1000万人以上になっていますが、その8割が女性です。女性ホルモンは、骨粗鬆症の治療に応用されています。

女性は誰でも自分の体重が気になるようですし、ダイエットは大きな関心事です。しかし古来、食べ物が慢性的に不足していた時代には、ふくよかな女性像は、豊かさ、健康、多産、幸福のシンボルでした［左図］。

太ってくると脂肪細胞から**レプチン**というホルモンがたくさん分泌されて、〝もう食べるな〟という命令を脳に出します。これは太りすぎにならないようにするための「フィードバック機構」です。

国宝「縄文のビーナス」

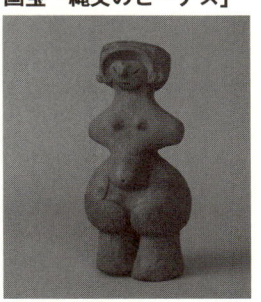

4500年前の縄文時代中期に製作。長野県茅野市米沢の棚畑遺跡から出土。
画像所蔵者：茅野市教育委員会、画像提供者：茅野市尖石縄文考古館

しかし、このレプチンがある程度分泌されていないと、つまり、ある程度太っていないと妊娠することができないように、女性の体は仕組まれています。つまり女性にとって、「太ること」は「子どもが産める」ことの大前提だったのです。

女性ホルモンには、少しでも余分なカロ

リー分がある時に、将来に備えて大切にしまっておこうとする作用があります。膵臓から分泌されるインスリンは、たくさん食べて血糖が上がった時に、余分のカロリー分を中性脂肪として、脂肪細胞に貯蓄させます。女性ホルモンは、インスリン分泌を高めますし、インスリンの作用を助けます。また脳に作用して、食べることを促します。

このように女性ホルモンは、まさに〝備えあれば憂いなし〟の精神に貫かれています。お母さんを〝やりくり上手〟にします。

女性ホルモンは、女性の守護神

女性ホルモンは、血の巡りをよくするために、血管を丈夫にする作用も備えています。悪玉コレステロール（ＬＤＬコレステロール）を減少させ、善玉コレステロール（ＨＤＬコレステロール）を上昇させます。また、先にお話しした、血管から分泌される血管拡張ホルモンである一酸化窒素の分泌を増やして、血管を広げ、動脈硬化や血栓ができないようにします。

２０１３年、日本人の平均寿命は男性80・21歳、女性86・61歳です。１９４７年は男性50・06歳、女性53・96歳でした。これは当時、まだ抗生物質がなく、女性は、出産後の感染で死亡するケースが多かったためです。しかし、その後、女性の伸びが大きく、男女6・4歳の差は最近ではずっと変わらず続いています。この事実は、女性ホルモンには我々の寿命を6・4年分延ばす力があるということを示しています。

世界の死亡原因に最も寄与する原因を解析した統計では、圧倒的に第1位はタバコです。わが国では、年間12万人が喫煙を原因として亡くなっています。第2位は高血圧で10万人です。どちらも、血管を直接障害するものです。女性が男性より6・4年長生きなのは、女性ホルモンが血管を守ってくれているからです。しかし、閉経期以降の年齢で見てみると、女性のほうが、むしろ血管障害での死亡率が高くなります。喫煙女性が閉経になって心筋梗塞を起こすと、男性より重症になり、往々にして「命取り」となります。残念ながら、女性にとって、人生の後半になって女性ホルモンというスタープレーヤーがいなくなったその穴を埋めることはなかなかできません。

月を感じる女性ホルモン

女性ホルモンには、エストロゲン（卵胞ホルモン）とプロゲステロン（黄体ホルモン）の2種類があるとお話ししました。

エストロゲンは女性では、排卵の準備をするホルモンで、生理の終わりごろから排卵前にかけて分泌が高まります。**プロゲステロンは排卵後に分泌されて、排卵を抑制し、一方受精した卵が子宮の中でうまく育つように準備をします。**

「ワンピース世代の『助け合い』とホルモン」でお話ししたように、**性ホルモンは、視床下部から分泌される、ＦＳＨ（卵胞刺激ホルモン）とＬＨ（黄体化ホルモン）により調節されています。**女性に月に一度の月経周期があるのは、女性の場合、1カ月の時間経過を月の満ち欠けのなかで、脳が自然と感じとることができるからです。そして、**ＦＳＨとＬＨが月単位に周期的に分泌されます。**

ですから、月は、古来、女性のイメージで捉えられることが多く、ギリシア神話においても太陽神アポローンと月の女神アルテミスが双子とされています。伊邪那岐、伊邪那美は、3人の貴い〝息子〟をもうけたとされていますが、次男である夜を統《す》べる神、月読《つくよみの》尊《みこと》は、〝月を読める〟ということで実は女性であったとの説もあります。

男性の場合、主にＬＨの作用によりテストステロンが作られ、ＦＳＨの作用により精子が成熟しますが、男性は時間感覚が女性のように鋭くなく、周期的なＦＳＨ、ＬＨの分泌はありません。このために、いつでも男性は生殖可能なのです。

肥満になると、それまであった月経がなくなることがあります。これは「多嚢胞性卵巣症候群（英語では、略してPCOと呼ばれています）」と呼ばれ注目されています。肥満の方によく見られる疾患で、肥満が多い海外ではとても頻度が高い病気です。女性ホルモンは、男性ホルモンから作られるとお話ししましたが、この病気では、肥満に伴って、卵巣で、テストステロンからエストロゲンが作られるプロセスが障害されています。その結果、排卵が起こらず、卵巣の中に排卵されない卵細胞がたまって嚢胞（袋状の構造）がたくさん作られてしまいます。エストロゲンに変化しなかったテストステロン濃度が多くなることで、患者さんは、声が低くなる、髭が生えてくるなど、男性化してしまいます。

ＰＣＯほどでなくても肥満の女性は、生理不順で悩まれる方も多いと思います。この症状もＰＣＯと同じメカニズムで起こっている可能性があります。

太ると、女性は〝月の満ち欠け〟を感じ取る感受性が鈍くなる可能性があるのです。日本最初の物語といわれる「竹取物語」では、かぐや姫は、帝からの求愛を断って、8月の満月の夜に、月に戻っていったと記されています。平安時代の日本人も、女性ホルモンが月を感じるということをしっかり認識していたのだと思います。

かぐや姫はスリム系の美女だったと想像します。もし、彼女が太っていたら、月に帰ることができなかったのではないでしょうか。

月経前のイライラは、女性ホルモンの気持ちの表れ

月経の起こる1週間から10日ほど前から、定期的におなかが痛くなったり、体がむくんだり、イライラ、不安な気持ちが起こってきて、苦しんでおられる女性が多いと思います。これは、「月経前症候群」と呼ばれています。5%のほどの女性の方が経験するようですが、その原因はよくわかっていません。

140ページでお話ししたように、エストロゲンが排卵の準備をするホルモンであるのに対し、排卵後に急に分泌が増えるプロゲステロンは、次の排卵を抑制し、一方で精子と卵子が受精したのち、受精卵が無事子宮にソフトランディング（着床）するための準備をします。

ですから、この両者のホルモンは、性格が異なります。**エストロゲンは、これから受精を目指すので、男性を追い求める〝攻めのホルモン〟です。**一方、**プロゲステロンは、もう男性をゲットして、受精も完了したあと、今度は子どものことをしっかりと視野に入れて考える時期に頑張るホルモンです。ある種、〝守りのホルモン〟ともいえます。**

プロゲステロンの気持ちになることはできませんが、〝今はもうこれ以上、オトコはいらない〟〝これ以上の子どもは授かりたくない〟と防衛線を張っていると思います。排卵後、受精卵の着床がないと、だんだんプロゲステロンの分泌が落ちてきます。**このプロゲステロンの分泌の低下が、月経前のイライラにつながるとの考えがあります。**つまり、防衛する力が落ちてくるので、プロゲステロンは不安に思うのです。〝自分は別のオトコに襲われるのではないか〟と心配します。あるいは、受精が成立しなかったことを残念に思っているのかもしれません。このプロゲステロンの気持ちの表れが「月経前症候群」を引き起こしているのだろうと私は思っています。

ですから、「月経前症候群」の治療には、低下するプロゲステロンを補うために低用量のピルが用いられます。

そのうち、月経が起こるとプロゲステロンはさらに低くなり、〝攻撃的な〟女性ホルモンであるエストロゲンが増えてきます。そうすると、こうした症状は嘘のようになくなってしまいます。生理中は出血で大変な方もいらっしゃいますが、気分的にはそれほど悪くないと女性の方は言われます。

心機一転、〝さあ、次のオトコを探しに行こう！〟としているのでしょう。女性は、男性に比べてはるかに〝切り替え〟がはっきりしています（と、私には思えます）。

大阪のおばちゃんはどうしてつくられるのか

女性は、閉経になると一気に女性ホルモンが減ってしまいます。生まれた時に卵巣に用意されていた約200万個の卵細胞のうち、400～500個の細胞が排卵されてしまうと、女性ホルモンを生み出す卵細胞はそれでおしまいになります。

そのため女性は、閉経期のいらいら、ホットフラッシュと呼ばれる顔のほてりやそのほかいろんな更年期症状に悩まされます。

しかし、閉経期にブーブー文句を言っていた女性たちを観察していると、しばらく経過するとあまり症状のことを語らなくなり、何だか元気になっていくように見受けられます。そして、すこし性格が変わったようになる方も多いと思います。開き直ったというか、図太くなったというか（その年代の女性の方に怒られるかもしれませんが）別の表現をすれば、〝大阪のおばちゃん〟化したように私は感じます。

男女ともに、副腎では、精巣で作られるテストステロンに比べて20分の1程度の作用しか持たない弱い男性ホルモンが作られています（アンドロステンジオン、DHEA）。女性にとって、男性ホルモンはこの副腎で作られるものがすべてです。それでも、その量は、女性ホルモンの量より10倍以上も多いのです。**女性が一生かかって作り出す女性ホルモンの量はおよそスプーン1杯程度しかありません。**

閉経期を迎えて卵巣機能は一気に低下しますが、副腎の機能は残っています。ですから、閉経期女性の男性ホルモンの量はそれほど変わらないのです。女性ホルモンと男性ホルモンのバランスは、閉経期に崩れ、男性ホルモンが優位になります。女性ホルモンの低下に戸惑う女性もそのうちに慣れて、副腎由来の男性ホルモンに頼るようになります。このために、閉経期の女性は更年期障害とお別れし、復活して男性化――大阪のおばちゃんに変身するのです。

女性更年期への対処法は?

なるべく女性ホルモンの力を保って、女性らしくいたい、生理痛はつらくても、なくなるのはやはり寂しい、というのは女性の共通の思いのようです。

一般的に、月経量は、前の月の女性ホルモンの産生量と比例します。月経量が少なくなってきた、あるいは月経周期が今までより短くなってくるのは、卵巣の女性ホルモンの分泌の低下、つまり更年期の初期の兆しです。

女性ホルモンが長く分泌されるようにするためには、「卵巣」の力を強くすることが大切です。妊娠・出産・育児に対する考えは女性の方々それぞれではありますが、「卵巣力」という観点からは、苦しみ多き妊娠、出産、授乳のプロセスは、卵巣を鍛え、元気にするためにはいいことです。また、ストレスの少ない生活、十分な睡眠で、脳をリラックスさせて、卵巣を刺激する視床下部ホルモン、下垂体ホルモンの分泌を活発に保つことも大切です。

更年期を迎えても、女性を悩ませる症状はやがて去っていきます。そして、それを乗り越えた女性は、第二の人生を、まさに違った脳――〝男性脳〟をもって歩んでいけるのです。考え方が変わるのです。

〝大阪のおばちゃん〟は怖いもの知らず、いつも高らかに笑っています。

いま更年期障害で苦しんでいる女性の方も、そんな希望を持ってほしいです。その希望が、更年期の症状自体も軽くすると思います。

「卵巣力」と〝ピル〟

〝月経前のイライラ〟にピルを使うことがあるとお話ししましたが（143ページ）、ピル（経口避妊薬）は、女性ホルモンであるエストロゲンとプロゲステロンの両方が配合された薬です。女性ホルモンはコレステロール由来のステロイドホルモンで、「食べても効くホルモン」ですから、薬を飲むことで効き目を現してくれます。

ピルはもともと、〝飲む薬〟という意味です。現在、月経前症候群以外に、子宮出血、月経不順や子宮内膜症など、女性を悩ませる多くの症状を和らげるため使われています。また、女性更年期障害にも威力を発揮します。しかし、その意味合いは使用する場面で異なっています。

経口避妊薬として使うときは、妊娠可能な、元気な女性の「卵巣力」をいわば、〝下げる〟ために使います。主役はプロゲステロンです。第一章の「ワンピース世代の『助け合い』とホルモン」でお話ししたように、プロゲステロンは視床下部、下垂体から分泌される、卵巣を刺激するホルモンの分泌を抑制します（「ネガティブ・フィードバック」）。その結果、排卵が抑制され、子宮の内側を覆う内膜の成長も抑えられて受精卵が着床しにくくなり、妊娠が起こらなくなります。エストロゲンも同時に投与するのは、内膜の成長があまりに抑えられすぎると、内膜が剝がれて出血が起こるので、その防止のためです。

一方、**更年期障害は女性ホルモンが少なくなって起こるので、そのような更年期の元気がなくなってきた女性では、逆にピルは、「卵巣力」を〝上げる〟ために使われます。主役は、エストロゲンです。**皮膚をつやつやにし、顔のほてりや手足のしびれ、膣乾燥感をとり、イライラ、頭痛などをなくします。プロゲステロンを一緒に投与するのは、子宮の内膜が刺激されすぎて、子宮内膜症やがんが起こるのを防ぐためです。以前は、使われる薬剤の種類や配合量の問題もあって血栓ができやすい、乳がんの発生が増えるなどといったことが懸念されました。しかし最近はどんどん改良されて、うまく「卵巣力」をコントロールできるようになってきました。

ただし、タバコを吸う女性の方では副作用（血管の障害）が起こりやすいので、タバコを吸う習慣がありピルを服用したい人は、まず医師に相談したほうがよいでしょう。

プロラクチンで執着心がなくなる⁉

「牛乳を飲みなさい！」――よく言われました。小学校の給食にも必ずついていました。確かに牛乳は、カルシウムが十分含まれ栄養価も高いのですが、脂肪分が多すぎる問題、また前立腺がんとの関連など、最近、その功罪は議論を呼んでいます。

ミルクに関わるホルモンとして、**プロラクチン**があります。プロラクチンは、成長ホルモンと兄弟関係にあり、下等生物も持っている老舗ホルモンです。199個のアミノ酸からできていて、成長ホルモンと同じく下垂体から分泌されますが、胎盤や子宮などでも作られ、子どもの授乳に必要です。〝ミルクホルモン〟とも呼ばれます。

プロラクチンは、**成長ホルモンと同じく、思春期にたくさん分泌されて乳腺を発達させます。**妊娠すると、排卵を抑制し、妊娠子宮の維持に働きます。出産後は、ミルクの合成、分泌を促します。

赤ちゃんが母乳を飲む行為が、プロラクチンをたくさん分泌させてお母さんの胸をより豊かにしてくれます。一方、あとでお話ししますが、プロラクチンは母乳にも含まれていて、赤ちゃんのおなかの調子を整えます。母と子は、プロラクチンで強く結ばれているのです。

ドーパミンは快、不快の感情を調整する物質として紹介しました。自分が興味を持ったものをどうしてもゲットしたいと願う気分にさせる物質です。**ドーパミンはプロラクチンの分泌を抑えます。**赤ちゃんがお母さんの乳房に吸い付くと、お母さんの脳では、ドーパミンの放出が抑えられ、その結果、プロラクチンの分泌が促進されます。搾乳の刺激後1

〜3分で血中プロラクチン濃度が上がり始めます。

精神安定剤には、ドーパミンの働きを抑制するものがあります。ものに執着するのを抑えるためです。そういった薬剤を飲んでいると、プロラクチンがたくさん分泌されてしまいます。その結果、赤ちゃんがいないにもかかわらず、乳汁が出たり、月経がなくなったりすることがあります。これは「無月経・乳汁分泌症候群」と呼ばれています。

ドーパミンによって作られる、自分が欲しいと思ったものを何とか手に入れたいという自分中心の気持ちがなくなり、ゆったりとできて初めて、お母さんは、自分の子どもにミルクをあげようという気持ちが起こってくるのです。

ネットで気に入ったものをすぐに買ってしまう悩みをお持ちのお母さんも、赤ちゃんがいたら、母乳をあげることで即悩み解消となるはずです。

ミルクホルモンと男女の機微

このようにプロラクチンは授乳に関わるミルクホルモンですが、オキシトシンと同じく、男性にもプロラクチンはありますし、妊娠していない女性でもプロラクチンは分泌されています。

面白いことに男性では、プロラクチンは、射精ののち急速に性欲を失うことに関係しています。セックスのあと、女性はいつまでもパートナーと一緒にいたいと思うようですが、男性は少し距離を置きたくなる方が多いです。この男性におけるプロラクチンの作用は、女性で発揮されるプロラクチンの作用と似ています。**女性ではプロラクチンは、妊娠した時に、排卵が続くのを抑えます。男女どちらも、プロラクチンは、どんどん妊娠が続くのを防ごうとしているのでしょう。**

結婚後、しばらくすると、〝同じ部屋で一緒に寝ていたい〟派と、〝一人で広々と寝たい〟派に分かれます。この差にはさすがにプロラクチンは関与していないとは思いますが。

往年の〝コンビニホルモン〟

プロラクチンの妊娠・出産・育児以外の作用についてはあまりよくわかっていません。**かつて、あまりたくさんのホルモンを持たなかった生物にとっては、プロラクチンは、〝万能のホルモン〟でした。**

淡水で生きる魚は、自分の周りの水より自分の体の中の塩分（正確には、水に溶けるイオン、電解質）が多いので、放っておくと塩分の濃い体の中に、周囲の水が浸入してきて、体が水膨れになってしまいます。**プロラクチンは、ミルクの中の栄養分（ブドウ糖とガラクトースという二種類の糖分が結合した、ラクトースという物質）の濃度を保つために、水分と塩分の濃度を調節する作用を持っています。**このプロラクチンの作用を利用して、魚は、体の中の塩分、水分量を調節しています。

オタマジャクシがカエルになる時、しっぽが短くなっていきます。これは、単に尾が溶けていって、伊達に姿を変えているわけではありません。カエルになると食べるものが全く変わってしまうので、完全に姿形が変わる過程で、地上の硬い食べ物を消化できるように、消化管も姿を一変します。

この腸のリニューアルの間は、オタマジャクシは何も食べることができません。そのときの食料になるのが、実は自分の尾なのです。自分の体の一部を、変態の時の保存食にしているのです。この保存食——ある意味自分に対するミルク——を作り出すのもプロラクチンの作用です。

プロラクチンは、爬虫類では、食欲を増進させ脂肪を蓄積します。鳥類でも、同じ作用を示し、「渡り」の準備を進めます。

プロラクチンは、進化のなかで、自分自身の姿形は変えず、その場その場で新しい作用

を発揮するようになった、何でもこなす〝コンビニホルモン〟でした。

飲むホルモン

面白いことに乳汁中には高濃度のプロラクチンが含まれています。分娩後のお母さんの乳汁中のプロラクチンの濃度は特に高くなっています。赤ちゃんはお母さんのプロラクチンを飲んでいるのです。

このプロラクチンが、赤ちゃんにどのような作用をするかについてはあまり研究されていません。プロラクチンはアミノ酸からできている〝食べても効かないホルモン〟（ホルモンA君）ですから、飲んだ時、プロラクチンは、腸の中で消化液によって消化されて、アミノ酸にまでバラバラにされてしまいます。ですから、プロラクチンとして吸収されて血液の中を駆け巡ることはないので、赤ちゃんの体に作用を及ぼしません。しかし、腸の表面では、消化される過程で、まだバラバラになっていないプロラクチンも残っていますので、腸の細胞へは直接効き目を発揮する可能性があります。

魚では、プロラクチンは、腸の細胞の成長をコントロールしていることが知られています。プロラクチンは、赤ちゃんの腸に働いて腸の細胞を元気にし、消化吸収に大切な役目を果たしているかもしれません。

母乳と腸内細菌

前作『腸！　いい話』（朝日新書）で書きましたが、今、私たちの腸の中に住んでいる腸内細菌に熱い注目が集まっています。

私たちが飼っている腸内細菌は、私たちが栄養分を吸収することを助けてくれています。しかし、**同時に今まで考えられていなかった多くの病気に関わっていることがわかってきました。**

赤ちゃんの腸内細菌は、赤ちゃんの飲むミルクに含まれる細菌が大きく影響します。赤ちゃんの時に腸の中に住みついた細菌は、その後の人生において基本的にずっと居座ってしまいます。

母乳の中には、ビフィズス菌や乳酸菌など、体にいい働きをする〝ホルモンのような作用を持つ物質（くわしくは222〜224ページでお話しします）**〟を作る細菌が豊富に含まれています。**一方、**人工乳には、大腸菌や腸球菌など、体に悪さをする細菌が母乳の10倍ほど含まれています。**母乳に比べて人工乳で育てられた赤ちゃんのほうが病気になりやすく、死亡率が高かったという報告もあります。

母乳に含まれている細菌の種類や量は、お母さんの母乳にも含まれるプロラクチンなどのホルモンがコントロールしている可能性があります。

予定帝王切開をしたお母さんの母乳のほうが、緊急帝王切開したお母さんの母乳より細菌の量が少ないと報告されています。ホルモンの働きで、しっかりと分娩の準備ができたお母さん（自然分娩に至って、急変して緊急帝王切開になった）のほうが、まだホルモンの準備ができていないために陣痛がこない段階のお母さん（予定の日を決めて帝王切開をした）に比べて、母乳中での細菌の発育がよいことを示しています。つまり、ホルモンは母乳の中の細菌の栄養分を調整して、その生育もコントロールしているかもしれないのです。

家内安全ホルモン強化法

- ☑カルシウムをしっかり摂る
- ☑更年期障害に慌てふためかない
- ☑赤ちゃんは、なるべく母乳で育てる

No.
05

心機一転するためのホルモン

甲状腺ホルモン

変身願望を叶えてくれるホルモン

何をやってもうまくいかない、八方塞がりの時、すべてをリセットして、変身してしまいたい衝動に駆られます。

こうした思いを叶えるために作られたホルモンが**甲状腺ホルモン**です。

甲状腺は、くびの〝喉仏〟のところにあり、蝶のような形をしています。甲状腺ホルモンは、チロシンと呼ばれるアミノ酸が二つ結合してできたホルモンで、その活性には、ヨウ素（I）が結合することが必要です。

原発事故で、甲状腺が注目されています。原発で発生する放射性ヨウ素が、甲状腺ホルモンを作るために高濃度甲状腺に取り込まれてしまい、甲状腺がんが発生しやすくなるからです。

新しい世界に飛び込んでいこうとするとき、私たちは身も心も一新しなければなりません。そのためにはたくさんのエネルギーが必要になります。そんな力を与えてくれるのが、甲状腺ホルモンです。

オタマジャクシがカエルに変身するとき、ミルクホルモンのプロラクチンによって自分の尾を発達させて、食料にするというお話をしました。この食料貯蔵庫の尾を実際に消化して、カエルに変身する力を与えるのが、甲状腺モルモンです。

身を削ってエネルギーを作り出し、力を出させるというのが甲状腺ホルモンの役目です。

9月に私は北海道へ行きました。新千歳空港に近い支笏《しこつ》湖から流れ出る千歳川を、たくさんのサケが遡上していくのを目の当たりにして感動しました。サケは淡水の川で生まれ、1年以上川で暮らしたのちに海に下り成長して、2〜5年後に自分が生まれた川に正確に戻ってきて産卵します（2年で帰ってくるサケは、〝鮭児〟とよばれ、捕獲されるサケのうち1000匹に1匹ぐらいしかおらず、大変珍重されています。美味しいかどうか、高値がつくので私は食べたことがなくわかりませんが）。

川から海へ行くということは、我々陸上に住む生物から見れば、同じ水の中なので大したことないと思いがちですが、そこで生活している魚にとっては天と地ほどの違いがある

千歳川を産卵のために遡上するサケのつがい

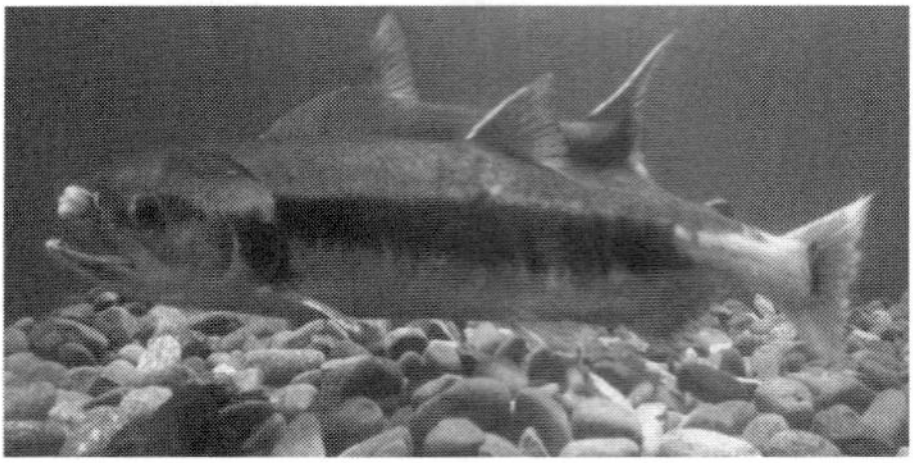

（著者撮影）

世界です。塩分濃度が全く異なり、淡水では、塩分を体に取り込む必要がありますが、海では逆に体の中に余分に入ってこようとする塩分を捨てる仕組みが必要になるのです。

　こうした変化は、サケの体の表面の色に表れます。体に暗褐色の斑紋のある状態が淡水仕様で、海に下る時は、我々がイメージしている銀白色となります（〝銀化変態〟といいます）。この変態に、甲状腺ホルモンが必要になるのです。

　海から川に戻る時、また色が元に戻ります。地元のひとによると、〝ブナが入った〟サケというそうです。ブナの木が、斑紋上に、褐色と白色が混じった木肌をしているのに似ているからだそうです［上図］。

　なぜ、サケが自分の生まれた川を覚えているのかまだ解明されていません。しかしサケが銀化して海に下る時には、臭いをかぎ分ける脳の部分の、甲状腺ホルモンへの感受性が高まることが知られています。サケは、甲状腺ホルモンのおかげで、自分の川の臭いをしっかりと覚えて海に旅立っていくのではないかといわれています。

元気がないのは年のせいばかりではない

変態することがない私たちにとっても、生まれてから死ぬまで姿はどんどん変化していきます。この過程で、栄養素をエネルギーに変えて、元気よく成長するように甲状腺ホルモンは働きます。

生まれた時から甲状腺の機能が弱い赤ちゃんは、元気がなく食欲が出ず、便秘となり、声がかすれています。「クレチン症」と呼ばれ、生まれてくる赤ちゃんの3000〜5000人に1人起こります。結構多い赤ちゃんの病気です。甲状腺ホルモンは、成長ホルモンの作用を助けるとお話ししましたが、**クレチン症の赤ちゃんは、成長が遅れ、また知能も低下してきます。**生後2カ月以内に見つけ出し、甲状腺ホルモンを与える必要があります。

一方、**年を取ってくると、甲状腺の機能が落ちてきてクレチン症で見られる症状が徐々に起こってきます。**体がだるい、疲れすぎる、貧血気味、便秘がちなど、いわゆる老化で見られる症状が起こりますので、年のせいとして見過ごされることが多いです。長生きする女性の方が増えるなか、この慢性の甲状腺機能低下症の女性患者さんはたくさんいらっしゃいます。

オシャレしなくなった中年女性の方へ

甲状腺機能低下症で特徴的なのは、それまでコレステロールの値が高くなかった人が、急に血中コレステロール値が上がってきます。コレステロールは、ステロイドホルモンの原料になるなど、いろいろな物質の材料になるとお話ししましたが、甲状腺ホルモンが減ってくると、コレステロールをどんどん利用して姿形を元気に保とうとする力が失われます。そのためコレステロールはだぶついて血中濃度が上昇します。

年を取ってくると、自分の格好にあまり頓着しなくなりがちです。オシャレに興味がなくなってきた中年女性は、検診で急にコレステロール値が高くなったことが見つかった時には、一度甲状腺の検査をしたほうがよいでしょう。

元気すぎて疲れる

逆に**甲状腺の機能が高まりすぎる病気があります。「バセドウ病」です。**甲状腺を刺激して甲状腺ホルモンをたくさん作らせる物質ができるために起こります。バセドウ病の患者さんは、**エネルギー代謝が高まり、体が熱っぽく、食欲が旺盛になるのですが、どんどん痩せてきて、また下痢気味になります。心臓が刺激され、脈が速くなり、高血圧になります。心臓が働きすぎて心不全になる方もいます。**しかし、患者さんは気分がよく、〝元気すぎて疲れる〟と訴えます。

バセドウ病の患者さんで特徴的なことは、目が飛び出たようになります。ちょうど、金魚の出目金のような目になり、ものが二重に見えたり、目が痛くなったりします。女性の方は、個人差はもちろんありますが、美しくなられる方が結構多いです。

最近、私痩せてきて、なぜか美しくなったわ、と内心思えるようになった女性の方は、喜んでばかりはいられません。これもまた甲状腺要注意です。

燃えろ！　いい女――体温調節ホルモン

私たち恒温動物は、どんな環境でも常に体温を一定に保っています。これは、ホルモンが正常に働くためには、体が適温でなければいけないからです。暑い夏、寒い冬にはエアコン代が高くつきます。同じように、常に体温を一定に保つのは大変大きなエネルギーが必要になります。私たちの体は、糖分や脂肪分をエネルギー源であるATP（49ページ）に変換することを犠牲にして、熱を産生しています。**体温調節に関わるホルモンは、甲状腺ホルモン、そして次のセクションでお話しする、副腎から分泌されるアドレナリン、交感神経から放出されるノルアドレナリンです。**

2003年ごろ流行ったCMに〝燃焼系〟飲料というのがありました。「こんな運動しなくてもこれ一本」というフレーズが物議を醸しました。まさに**甲状腺ホルモンは〝燃焼系ホルモン〟**と言っていいでしょう。女性が罹《かか》りやすい、甲状腺ホルモンがどんどん作られるバセドウ病の患者さんは、体温が高く、汗をたくさんかきます。我々医師が触診すると、〝生温かく〟感じます。栄養分が熱に変わるので痩せてしまいます。

中年になると太りやすくなるのは、代謝が落ちるからだとよく言いますが、燃焼系ホルモンの働きが落ちることが一因しています。そうお話しすると、〝中年太りには燃焼系ホルモンがお勧め〟なんですね、と思われる方もいらっしゃるでしょう。しかし、**甲状腺ホルモンは心臓を刺激するので、高血圧や不整脈、心筋梗塞を引き起こす可能性を孕《はら》んでいます。**甲状腺ホルモンが痩せ薬として民間で濫用されたことがありますが、大変危険です。

手の冷たいヒトは心が温かい?


世間では、手の冷たいヒトは心が温かい、と言います。本当でしょうか?

人間が生み出せる熱はそれほど人によって変わりがないので、〝こころ〟を温かく保つためには、体の他の部分を温めておく熱を犠牲にするしかない——という考えも成り立つかもしれません。しかしちょっと苦しい説明です。

緊張すると交感神経が興奮します。すると、交感神経細胞からノルアドレナリンがたくさん放出されます。ノルアドレナリンは体温を保つために、熱産生を促しますが、同時に熱が逃げていくのも防ごうとします。そのため皮膚の血管を収縮させて、温かい血液が心臓など体の中心に優先的に流れるようにします。

ですから、**緊張しやすいヒトは手が冷たい**、といえます。周りの空気が読める人、関西弁でいう〝きにしい〟の方は、いろいろ気配りをしようとして緊張しやすい。だから、手が冷たくなるのではないかと私は思います。そんな人は、ちゃんと周りの人に温かく接することができる、心温かいヒトなのではないでしょうか。〝婚活〟の際の一つの条件にしては、と思います。

私は若い時、女性の手を握った時、相手から手が熱いとよくいわれました。しかし最近は、自分でも手が冷たく感じ、手を揉んで温めてから患者さんを診察するようになりました。老成してくると、心が温かくなり、人に温かく接することができるようになったのだと思いたいのですが……。きっと年を取って、体が弱り、単に〝燃焼系ホルモン〟が足りなくなってきただけなのでしょう。

ウルトラマンの病《やまい》

甲状腺ホルモンは、日々、変身を繰り返し成長していくための原動力です。しかし、一気に変身して心機一転しようとしても、バセドウ病のように体に負担がかかりすぎます。地道な失地回復の努力が大切です。〝千里の道も一歩から〟です。

私が常々気になっていることがあります。

それは、テレビ番組のヒーロー、ウルトラマンです。彼は、一瞬にして変身して、とてつもない力を発揮します。しかし、3分間しか持たない。私は、ウルトラマンの体では変身の時に、甲状腺ホルモンが爆発的に増えているのではないかと思っています。ひょっとして彼は、バセドウ病かもしれない。その証拠に、ウルトラマンの顔を見てください。目が飛び出ています。

心機一転ホルモン強化法

- 年を取ってコレステロール値が急に上昇したら要注意
- 目パッチリ、熱っぽい、いくら食べても太らない女性も要注意
- 巷の〝痩せ薬〟はキケン

No.
06

疲れないためのホルモン

副腎ホルモン

副腎――ストレス解消のために獅子フクジン（奮迅）

我々は日常生活のなか、常にストレスを感じて生きています。「お前ストレスなくていいなあ」といわれて、「ハイ、そうなんです」と答える人はまずいないと思います。

カナダの生理学者ハンス・セリエは、ストレスとは、何らかの刺激によって体に起こった「歪《ひずみ》」であるといいました。こうした歪を、脳は「いつもと違う」事態として感じ取ります。そして、常にブレナイ体を作ろうとするホルモンの出番を促します。

生物の長い歴史のなかで、体にとっての最大のストレスは、食べるものがないことと、敵に襲われる、という事態でした。この二大ストレスを逃れるために生まれたのが、副腎という内分泌臓器です。

副腎は私の専門ですが、腎臓の上にある100gほどの臓器で、二つの部分から成り立っています。中央、芯の部分は髄質《ずいしつ》と呼ばれ、初めにお話ししました、高峰譲吉が世界で初めて結晶化に成功した**アドレナリン**が分泌されます。副腎の外側は、皮質《ひしつ》と呼ばれ、三層構造になっています。髄質に近い内側の層から、それぞれ順に、副腎男性ホルモン（女性にとっての唯一の男性ホルモンです）、コルチゾール、アルドステロンという3種類のステロイドホルモンが分泌されます。これは生物の進化のなかで、新しい要求に応えるためにどんどん外側に新しいホルモンを作る細胞を積み重ねていったためです。多種類のアイスクリームを注文する時、ダブル、トリプルと、カップの上にどんどんアイスを積み重ねていくイメージです。

わが「闘争」――ストレスホルモンを作る酵素たちの必殺リレー

敵が襲ってきたら、敵と戦う（**闘争**）か、敵から逃げない（**逃走**）といけません。その時、心拍数が増える、血圧が上昇する、筋肉の収縮力が高まる、血糖が上昇する、目の瞳孔が広がるなどの変化が起こります。

私たちの意思とは全く無関係に働く自律神経には、交感神経と副交感神経の二つがあります。敵が襲ってきたときの、**この二つの「とうそう」のための反応を起こすのが、交感**

神経です。交感神経の興奮を伝える物質は、ノルアドレナリンです。

「とうそう」反応においてもう一つ重要なものがあります。それは、副腎の髄質から分泌されるホルモンである、アドレナリンです。アドレナリンはノルアドレナリンから作られます。ですから、交感神経と副腎髄質は親戚関係にあり、共同作業をして外敵に立ち向かいます。

「食べるもの」をゲットするために、荒れ狂う動物に立ち向かって倒す必要があります。生きるためのこの「闘争」を支えるために、攻撃モードのホルモンたちが大動員されます。こうした〝攻撃戦隊〟のおおもとは、何としてでも自分が興味を持ったものをゲットしたいと思わせる、ご存じのドーパミンです。攻撃戦隊のルーツになります。**交感神経では、ドーパミンからノルアドレナリンが作られ、副腎髄質では、さらにこのノルアドレナリンからアドレナリンが作られます。**それぞれの製造過程のステップを触媒する〝酵素〟が存在していて、こうした酵素群が「闘争」モードの時に大いに発奮するのです。こうして、攻撃戦隊〝ホルモンジャー〟が完成します。

糖分と塩分不足の脅威

食べるものがなくなってくると一番困るのは、血糖が下がることです。脳はブドウ糖を主なエネルギー源にしています。糖分が不足してしまうと昏睡になり、放っておくと死んでしまいます。

そこで、血糖を上げるために、**コルチゾール**が作られました。**肝臓を刺激して、グリコーゲンを分解してブドウ糖として血液に放出させ、またブドウ糖そのものを作らせます。**ですから、コルチゾールは別名、〝糖質コルチコイド〟とも呼ばれます。コルチゾールは**成長ホルモンや甲状腺ホルモンの作用も強めます。**成長ホルモンには、コルチゾールと同じように血糖を上げる働きがあることをお話ししました。

海水に住む魚にとっては、塩分の濃い海水から、体の中に、余分の塩分が入ってこようとすることが危険(ストレス)であるとお話ししました。そのため、海水にすむ魚では、コルチゾールは、塩分を体から排出する作用もあります。

ところが、淡水にすむ魚、さらに進化して陸上で生活するようになった生物では、食べるものがなくなると塩分が不足します。塩分が不足すると、血圧が保てなくなり、体の隅々に十分な血液を送ることができなくなります。つまり、今度は、塩分不足がストレスとなります。そこで副腎は、進化の過程で、**塩分を体にため込む**別のホルモン、**アルドス**

テロンを作り出しました。アルドステロンは、別名〝鉱質コルチコイド〟（鉱質とは、塩分のこと）とも呼ばれます。

このように、副腎は、進化の歴史のなかでさまざまなストレスに対抗できるホルモンを次々と生み出してきました。副腎は、流行に敏感な、ホルモン商品のヒットメーカーです。

〝ステロイド〟――現代のガマの油？

ガマの油は、江戸時代、何にでも効く万能の薬として露天販売されていた軟膏です。「鏡の前に置くとタラリタラリと油を流す」という「ガマの油売り」の口上からわかるように、ガマガエルの皮脂腺から分泌される蟾酥《せんそ》が主成分です。蟾酥には、強心作用、鎮痛作用、局所麻酔作用、止血作用があります。

〝ステロイド〟は何にでも効く、というイメージは一般の方にも浸透しています。また〝ステロイド〟は副作用が怖い、ということもよく知られています。ステロイドは、お話ししましたように、コレステロールの炭素骨格を持った物質の総称です。しかし、**俗にいう〝ステロイド〟というのは、コルチゾール（糖質コルチコイド）の仲間を指します。**

臨床的にステロイド薬は非常によく使われています。これは、**糖質コルチコイドには、**

強力に「炎症」を抑制する作用があるからです。炎症とは、体に傷ができると赤くはれ上がり、痛みが出てくる、あの状態を示します。これは、傷口からバイ菌が体の中に侵入してどんどん繁殖しないように、白血球を動員して、バイ菌を攻撃している状態です。

病気は、何であっても体を傷つけるので、炎症を伴います。ですから、**〝ステロイド〟は、病気の種類にかかわらず、投与するとある程度、病気の症状を緩和してくれます。**我々医師は、原因がわからない病気や症状がきついときには、とにかく〝ステロイド〟を投与することがあります。

〝ステロイド〟は、まさに現代版〝ガマの油〟といったところです。

しかし、糖質コルチコイドには、多彩な作用があります。もともと血糖を上げるホルモンですから、〝ステロイド〟を糖尿病の人に投与すると、てきめんに血糖が急上昇します。

炎症を抑えるということは、体の免疫力を抑えるということですから、炎症の症状は和らぐ代わりに、バイ菌はかえって繁殖することになります。

風邪はウイルスによって起こりますから、普通の抗生物質は効きません。安静にしてしばらく体を休めて、自然にウイルスが駆除されるのを待つしかありません。しかし、〝ステロイド〟を風邪の患者さんに投与すると、劇的に症状を軽減させることができます。そうすることで、名医の評判を得ようとする〝悪徳医師〟もいるようです。〝ステロイド〟が投与されると一時的に患者さんは元気になりますが、かえってウイルスを繁殖させ、病気が長引き、また薬をやめたあと、体が余計にだるくなってしまいます。前述のような医者には要注意です。

昔のストレスと今のストレス

昔のストレスは、〝食べ物不足〟でした。しかし、現代の社会では状況は一変します。〝食べ物が有り余る〟ようになりました。今度は、これがストレスです。

今のストレスは、昔と正反対になりましたが、これは全く想定外のことです。我々の体は、食べ物がありすぎる環境に適応するように働くホルモンをあまり用意しませんでした。**「ものを食べたい」と思わせる強力なホルモンを私たちは多数持っています。おなかがすくと胃からたくさん分泌されるグレリンと呼ばれるホルモンもその一つです。**グレリンの働きがなくなったマウスを遺伝子操作で作っても、そのマウスの食欲は全く落ちませんでした。グレリン以外にも強力な摂食促進ホルモンがたくさんあるからです。

一方、「食べたくなくなる」ホルモンは貧弱です。**肥満になると脂肪細胞からレプチン**

というホルモンがたくさん分泌されます。レプチンは、脳に作用して「もう食べるなという命令を出します。レプチンの作用をなくした遺伝子操作マウスは、食欲がとても旺盛になってどんどん太ってしまいます。これはレプチンがなくなると、ほかに食欲を抑える役目をする強力なホルモンが存在しないからです。

このように、〝食べたくなくなるホルモン〟は、〝食べる衝動を強めるホルモン〟に比べてたいへん少ないのです。ですから、我々は食べたいほうに傾きやすく、今や肥満や糖尿病が爆発的に増えて、世界的な大問題となっています。

メタボは〝現代のストレス〟の病気

コルチゾールが副腎からのべつまくなしに分泌される病気があります。発見者の名前を拝して「クッシング症候群」と呼ばれています。ハーヴェイ・ウィリアムス・クッシングは、ハーバード大学の脳神経外科医でしたが、私は彼が働いた病院に留学していたので、この病気には特に親近感があります。病院の講堂には今でも彼の肖像画が掲げられています。

この病気に罹ると、〝満月様顔貌《まんげつようがんぼう》（ムーンフェース）〟といって、アンパンマンのように、

「クッシング症候群」患者の容貌

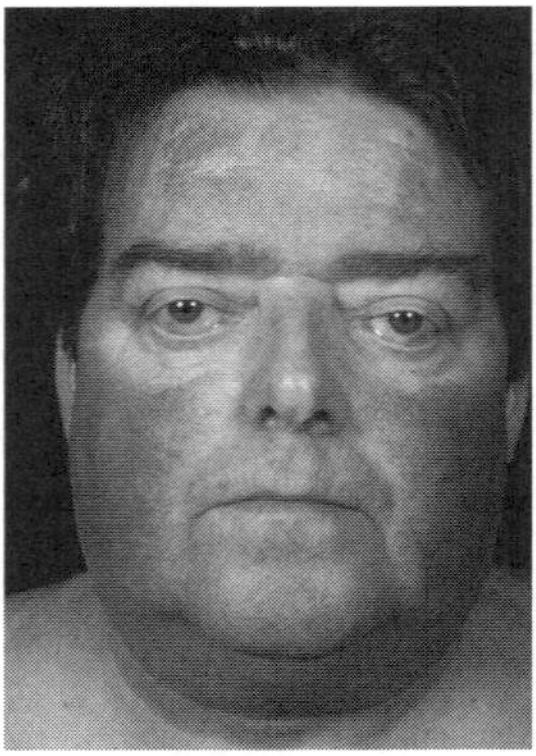

©Biophoto Associates/Science Source/amanaimages

赤ら顔になり、まんまるくなってきます［上図］。

いわゆる〝メタボ〟の人にありがちな顔になります。

通称、メタボ、正式には「メタボリックシンドローム」と呼ばれる病気は、肥満になって、おなかの中、腸の周りの脂肪分――「内臓脂肪」がたくさん蓄積することが原因になり、高血圧、糖尿病、脂質異常症が重なって起こる病態です。

「クッシング症候群」の患者さんでも、内臓脂肪が蓄積して、高血圧、糖尿病、脂質異常症や骨粗鬆症など、メタボでみられる症状が起こってきます。**コルチゾールは、メタボの症状を引き起こすのです。**

メタボリックシンドロームでは、脂肪組織でコルチゾールが過剰に作用していることが最近の研究で明らかになってきました。

〝昔のストレス〟に対抗するために作られたコルチゾールは、〝今のストレス（肥満）〟で

は、脂肪組織で効きすぎるのです。ですから、メタボは、「今のストレスに対する過剰反応状態」といえます。

低血圧のキリンと、あるジョッキーの憂うつ

副腎皮質からは、コルチゾールのほかにも、アルドステロンというホルモンが分泌されます。このホルモンは、生物が陸に上がって生活するようになって初めて現れたホルモンです。**アルドステロンは、体に塩（塩化ナトリウムのことです）をため込んで血圧を上げるようにするホルモンです。**

水の中では、塩が豊富で、浮力がありますが、陸上で生活するようになると、塩を手に入れることは難しくなります。また重力がまともに体にかかってしまうので、脳まで血液を届けるために高い血圧が必要になります。魚の血圧は10㎜Hg程度ですが、キリンは200㎜Hgほどの血圧があります。それだけ高い血圧を持っていないと、キリンは自分の頭に血液を押し上げることができません。「低血圧のキリン」はいわゆる「貧血」を起こし生きられません。

アルドステロンがのべつまくなしに分泌されて、たくさん塩を取っているのと同じ状態が引き起こされて血圧が上がる病気があります。「原発性アルドステロン症」です。

以前は稀な病気であると思われていましたが、診断技術の向上によって、大変多くの方がこの病気のために高血圧になることがわかってきました。高血圧の患者さんの10人に1人、少なくとも20人に1人がこの病気だと思われます。糖尿病の半分ぐらいの頻度になります。高血圧の方は、一度この病気でないかを調べる検査を受けられたほうがいいと思います。

ある時、競馬のジョッキーの方がこの病気に罹られました。片方の副腎にCTでも検出できないような小さな腫瘍ができて「原発性アルドステロン症」になっていることがわかりました。小さな腫瘍なので、腫瘍のできた副腎全部を取ってしまう必要がありました。

その方から、私は思いもかけない質問を受けました。「先生、副腎というところはアドレナリンも出しているところでしょう。私たちジョッキーは、仕事柄、ガンガン、アドレナリンを出してレースで競っています。副腎を一つ取って、私の成績は落ちませんか？」

――私は副腎の専門家ですし、それまで二つある副腎の一つを取る症例をたくさん経験していました。そうした患者さんで、副腎のホルモンが不足して生命に影響が出たことは一例もありませんでした。しかし、このジョッキーの方のように、きつい状況でも本当に大丈夫か、普通と同じかと言われるとなかなかイエスとは言い切れませんでした。

もちろん、この方は手術しないと、一生薬を飲まないといけないわけですし、全く健康な人と同じように血圧がコントロールされるわけではありません。レースの間に血圧が上がりすぎたり、あるいは下がりすぎる危険も残ります。私と患者さんは一緒にとても悩みました。そして、結局、手術は見送りとなりました。

それだけ、**副腎のホルモンは、私たちの「闘争」には重要な働きをしています。**この場合、私と患者さんは果たして、病気に立ち向かうことから撤退、「逃走」したのでしょうか――正解はわかりません。

しかし手術後に、もしこのジョッキーのレース成績がすこしでも落ちてしまったら……。たとえそのことが副腎を取ったためでなくても、「そのためかもしれない」という思いが、患者さんの頭のどこかに、ずっと残ってしまうかもしれないと私は思いました。

副腎を取ることで、別の意味でこのジョッキーに必要以上に大きな精神的な「ストレス」をかけてしまうかも、と。

「飲食養生鑑」

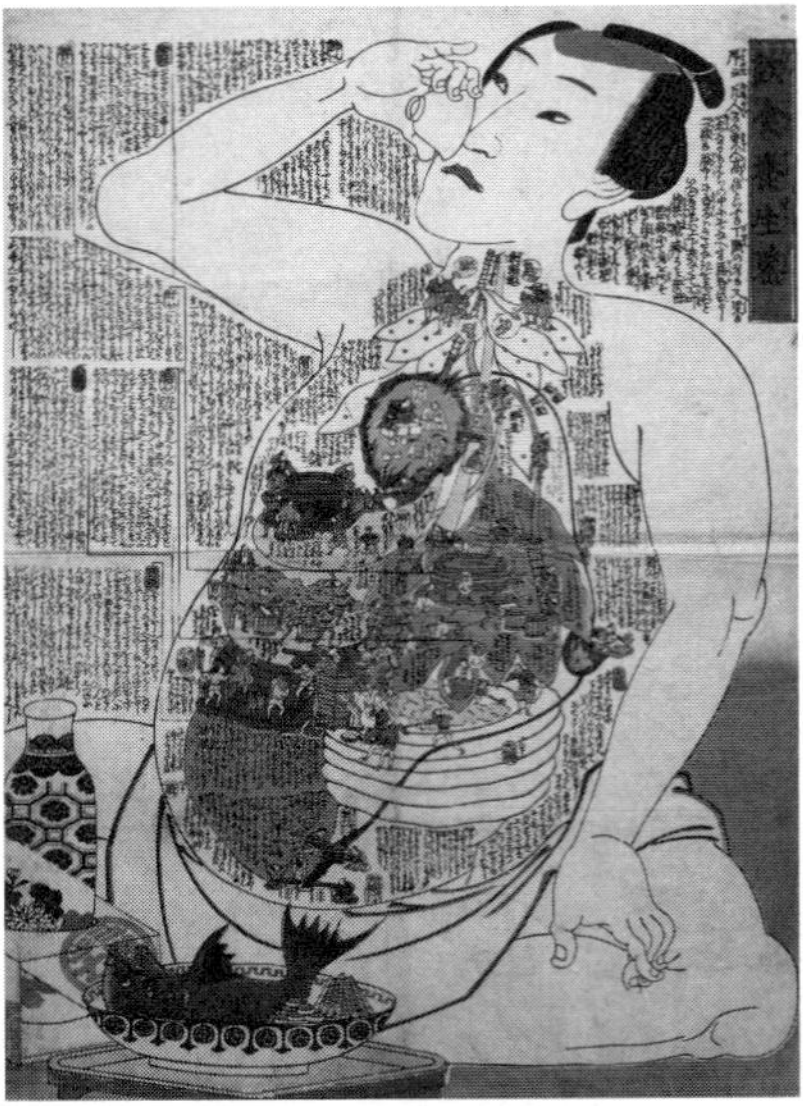

味の素食の文化センター所蔵

恋と仕事は両立するのか?

貝原益軒《かいばらえきけん》作「養生訓《ようじょうくん》」は、江戸元禄時代に書かれたスーパー健康読本です。その中で、益軒先生は、長生きの二つのポイントとして、「食べること」と「男女の営み」を挙げています。

178、179ページの図は、江戸後期、歌川国貞によって描かれたと思われる、「飲食養生鑑《かがみ》」と「房事《ぼうじ》養生鑑」です。日本における人体解剖図のはしりで、小さな人間を用いて体の中の仕組みを表しています。

飲食養生鑑では、「貴人も下賤も、賢も愚も腹の中はこの如し」として、各臓器の働きを説明しています。たとえば、胃は蔵《くら》で、飲み食いの品を納めるところ、腎臓は関所で門を開閉し、肺ではふいごで息を送っています。

房事養生鑑では、「房事にて短命の人多し」（房事とは、「男女の営み」）として、〝摂生〟を説いています。食べることと男女の営みのコントロールは長生きの秘訣だとして錦絵パンフレット版として出版され、当時大ヒットしました。

「房事養生鑑」

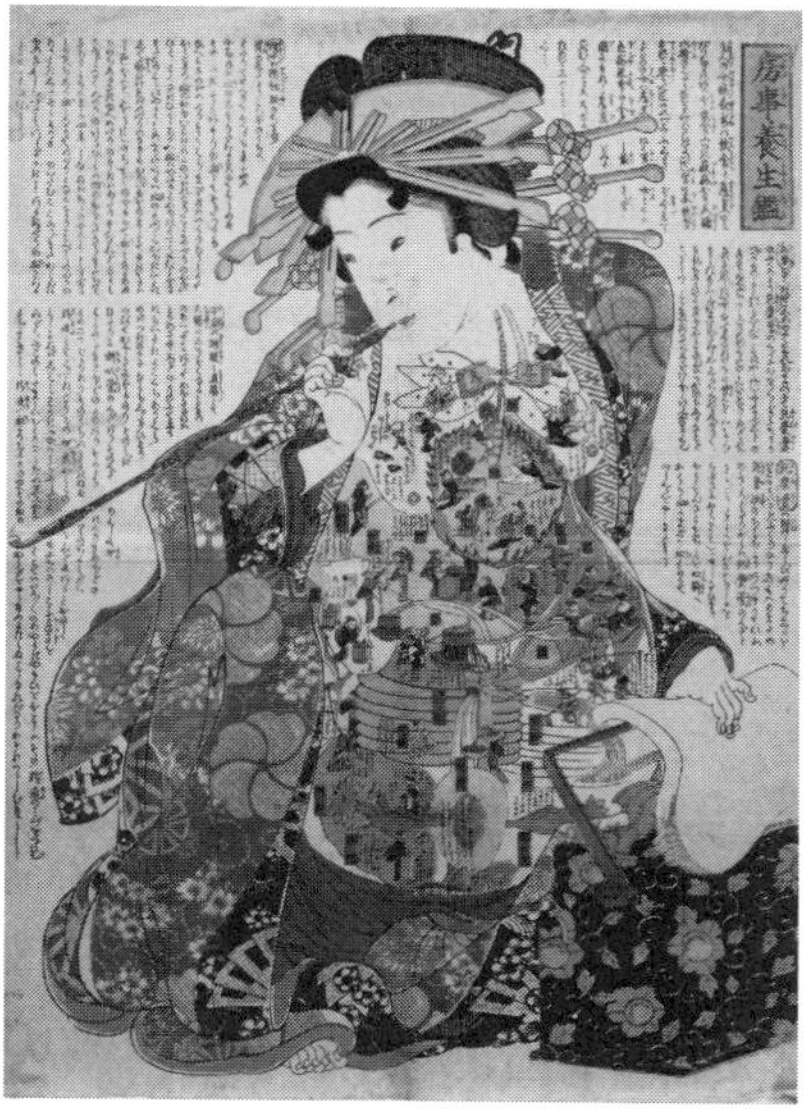

味の素食の文化センター所蔵

益軒先生は、丁寧にも具体的に性交に適した回数を教えています。

20歳の者は4日に1回、30歳の者は8日に1回、40歳の者は16日に1回、50歳の者は20日に1回、60歳の者は〝接して漏らさず〟、もし体力盛んならば1カ月に1回だそうです。

子どもが欲しいなら、回数

を重ねるのはむしろ良くないとも言います。また、野球選手は試合の前日は〝慎むように〟言われているということも聞いたことがあります。今時、こうした話はいかがなものかと思いますが、ある種の真実も含まれています。

敵に対峙して、戦うか（闘争）逃げるか（逃走）の判断を迫られているとき交感神経がフル活動します。ホルモン第一号であるアドレナリン、ノルアドレナリンは最大に分泌されています。交感神経と副交感神経はシーソー関係で、一方が強く働くとき他方は抑えられます。緊張しているときは交感神経が断然優勢になってしまいます。

飲食、房事は、副交感神経のお仕事ですから、そんな時は、食べることや異性に接することなど考えられません。

副交感神経が働いているときは、脳はリラックスしています。房事では、我々はリラックスしているのです。しかし、これは健康にいいことです。

緊迫した状況で、ただただ激励のハッパをかけても、緊張ばかりが高まり、仕事はうまくいきません。過度になるのはいけないかもしれませんが、〝時々房事〟で、仕事もはかどり、スポーツでも好成績が期待できるのではと思います。

〝健全な仕事は健全な恋愛に宿る〟ではないでしょうか。

緊張がピークに達している時、すぐにどこでも誰でも交感神経の働きを抑え、副交感神経を活発にする方法があります。それは深呼吸です。また、両目をつぶって瞼《まぶた》を押さえるのも効果的です。たまには〝ため息〟をつくこともいいことです。ため息をつくと幸せが逃げると言われることもありますが、副交感神経にはプラスに働きます。

蛇足ですが、益軒先生の慧眼は、年老いると〝接して漏らさず〟がいいと言っている点です。房事には副交感神経が活発に働いていますが、射精の瞬間は、交感神経が優勢になります。男の人で、一日の中で一番血圧が上がるのは、驚いたことにこの瞬間です。ですから、年寄りではキケンです。益軒先生、畏《おそ》るべし、です。

国民革命忠烈祠《ちゅうれつし》の衛兵交代

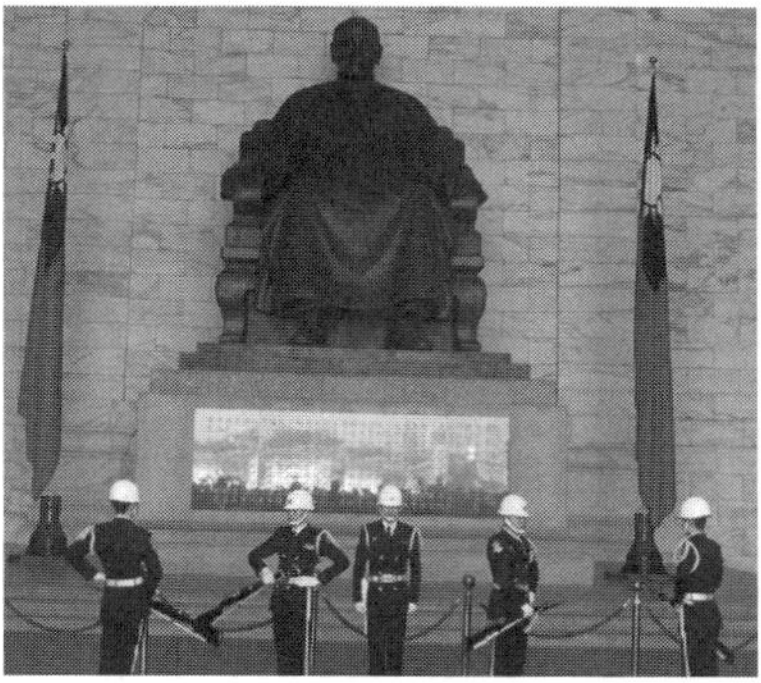

毎時ちょうどに、５人で隊列を組んだ儀仗兵がセレモニーを行う。身長175〜195cm、体重65kg±１kgが条件で、厳しい訓練を成し得た者だけが儀仗兵になれる（著者撮影）

メリハリある生活とホルモン

台湾に行ったとき、「忠烈祠《ちゅうれつし》」を訪れました［上図］。辛亥革命や抗日戦争などで中華民国のためにたおれた約33万人の英霊が祭られています。衛兵交代のセレモニーが有名です。陸・海・空軍より選抜された兵士が、1時間交代で大門と大殿を各2人ずつで守っています。任務に就くと1時間全く微動だにせず、瞬きも控えていました。人間、全く動くなと言われても、厳しい訓練を受けたエリート兵士でさえも、1時間が限度なのでしょう。

ブレないで同じ状態を保つことがホルモンの使命だとお話ししました。しかし、これは大変難しいことです。仕事も同じです。全く同じペースでのんべんだらりと続けるのは、楽そうに見えますが、飽きてきますし、疲れもきます。一向にはかどりません。どうすればブレないようにできるのでしょうか?

ブレないことは、実は〝小さくブレながらまた元に戻る〟ということを繰り返す――規則正しいブレ、「振動」を持つことで初めて可能になります。メトロノームのような振動、一定の「リズム」を持つことが大切なのです。

我々の体は、リズムを持ったホルモンの作用で、メトロノームのような振動体となっていて、「メリハリ」ができ、元気ハツラツが維持されています。

どんなにきつい仕事でも「月月火水木金金」と働くのではなく、週末は恋人とデートというプランを入れておくだけで、ウイークデイの仕事を頑張ることができます。

メリハリとは、もとは邦楽用語の「メリカリ」で、低い音を「減り（減り込むのメリ）」、高い音を「上り、甲（甲高いのカリ）」と称していたことに由来します。音の高低をつけるほうが、音楽は当然豊かになります。このメリハリを生み出しているのが、交感神経と副交感神経です。どちらが大切ということではなく、そのバランス、自然な流れが健康とやる気の素となります。

ホルモンは、自律神経の影響を受けて、リズムをもって分泌されています。このリズムが「ホルモン力」を生み出します。

疲れないホルモン強化法

- ☑週末には「自分へのご褒美」スケジュールを入れる
- ☑緊張とリラックス、どちらも取り入れてメリハリのある生活を心がける
- ☑深呼吸をしてみる・大きくため息をついてみる

No.
07

生き生きするためのホルモン

腎臓ホルモンと心臓ホルモン

めまいがする毎日はつらい

時は私にめまいだけを残してゆく
だからワイングラスの角氷
眠りにつこうとする愛にささやかないで

時は私にめまいだけを残してゆく
だから小舟を運ぶ潮風よ
眠りにつこうとする愛を揺り起こさないで

鏡に残ったあなたの後ろ姿　青い青い海が見える
さよならを書こうとした口紅が折れてはじけた

小椋佳「めまい」

忙しすぎて〝めまい〟がしそう——よく耳にするし、口にするセリフです。

めまいを防ぐ臓器はどこか？　それは、意外にも、腎臓です。

一般に言う〝めまい〟は〝貧血〟ともいわれることがあります。めまいが起こる原因の一つは、たしかに貧血―血液の中に流れている赤血球が減少することによります。赤血球は、私たちの体の中にある最も数が多い細胞で、酸素をヘモグロビンに結合して体の隅々まで運んでくれます。

めまいのもう一つの原因は、血圧が下がってしまうことです。急に立ち上がったり、夏の暑い日にずっと我慢して立っていたり、ショックなことに急に出くわしたりした時に、ふらついて軽い意識障害を起こすことがあります。水分を十分取らなかったり、汗をたくさんかいたりして、脱水の時に特に起こります。

いずれも、体、特に脳が〝酸欠〟になるために、めまいが起こります。

だから〝眠りにつこうとする〟のです。〝揺り起こさないで〟いると命が危なくなります。**腎臓の最も重要な役目は、体が〝酸欠〟になるのを防ぐことです。**そのために、腎臓は、このあとご説明する二つのホルモン（のような作用を持つ物質）——**エリスロポイエチン**と**レニン**を分泌して、貧血を防止し、そして血圧を保つようにしています。

腎臓は〝断捨離〟をしない

腎臓は、「糸球体」と呼ばれる血管の塊と「尿細管」と尿を通す管からできています。尿細管は、集まって尿管となり、膀胱につながっていきます［左図］。

糸球体は、一種のフィルターで、汚くなった血液を濾過するところです。そして1日100ℓの「尿の素《もと》」（原尿）が作られます。人間の1日の尿量は1〜2ℓですから、原尿は、尿細管を通るうちに、再び体の中に吸収されて99％が再利用されます。

糸球体で原尿を作るのにはエネルギーはほとんど要りませんが、尿細管で再吸収するのにたくさんのエネルギーが必要になります。

これは、私たちが海外旅行をする際の出入国審査に似ています。どの国でも、外国人が自分の国に入ってくる時は厳しく審査します。見知らぬ人間が入国して、悪事を働くかもしれないからです。しかし、いったん入国した外国人が自分の国から退去していく時はハイ、サヨナラという感じの対応です。

腎臓のしくみ

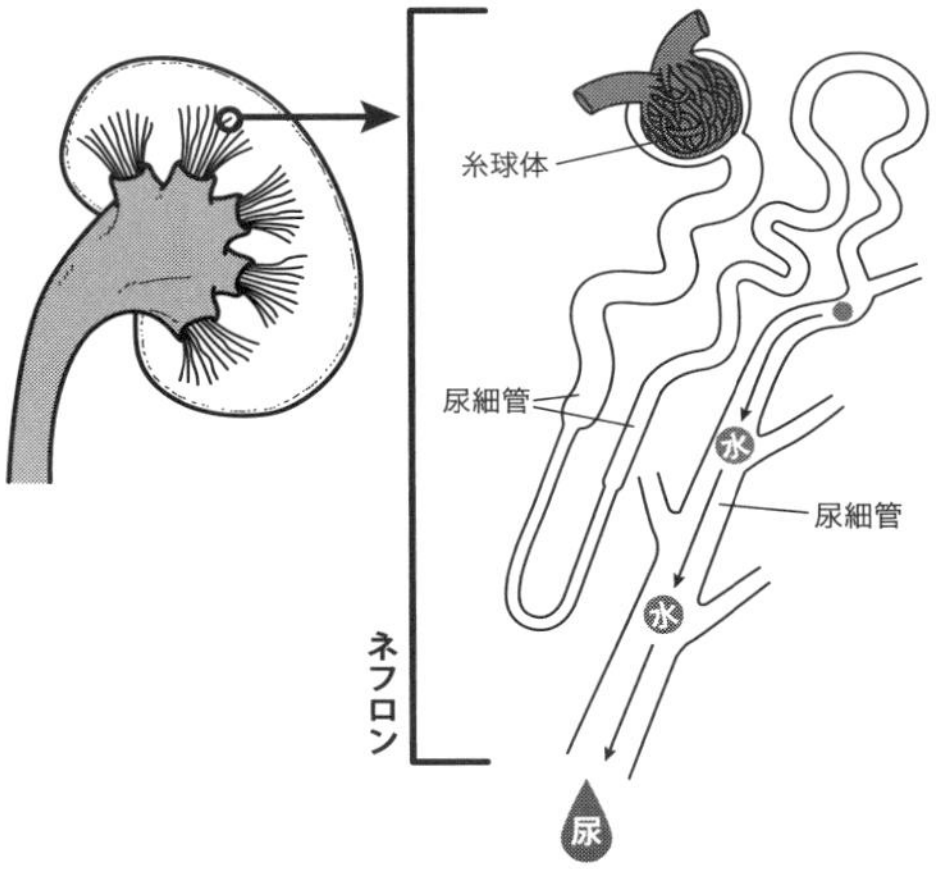

血管の塊である「糸球体」(血液から濾されて尿ができる) とそれにつながる尿細管 (尿の通り道) から腎臓はできている

腎臓は要らなくなった物を捨て去る臓器だと簡単に思われています。たしかに腎臓がつぶれてしまうと、いわゆる尿毒素が体にたまって、わたしたちは生きていくことができなくなります (尿毒症)。しかし、実は**腎臓は、まだ使える物を選別して再利用することに多大の労力を払っています。**

私たちも、日常生活のなかで、物を捨てるのには一大決心が要ります。腎臓も同じです。最近は「断捨離《だんしゃり》」という考え方が流行っています。

「断」（入ってくる要らない物を断つ）「捨」（家にずっとある要らない物を捨てる）「離」（物への執着から離れる）ですが、生命の維持においては、この精神は当てはまらず、日々腎臓は多くのエネルギーを費やして、慎重な選別を行って、なるべく物を捨てないようにしています。

だから、腎臓は〝めまい〟に敏感なのです。

腎臓がイシュクすると、貧血になる

腎臓は、体の酸素不足を自分自身への血液の供給不足として敏感に感じ取ります。そして、糸球体と尿細管の間に存在する細胞から、**エリスロポイエチン**を分泌します。**エリスロポイエチンは骨髄に働いて、赤血球を作る命令を出します。**こうして腎臓は、体が貧血気味になるのを防いでいます。

腎臓が悪くなると、エリスロポイエチンを分泌する力が衰えてきます。そうすると貧血が進行します。腎臓はエネルギーをたくさん使って再吸収の仕事をしているので、貧血は腎臓にとっても大変大きなダメージとなり、さらに腎臓を悪くするという悪循環になります。エリスロポイエチンはすでに薬になっていて、私たち医師は、腎臓が悪くなり貧血になった患者さんに投与しています。

腎臓が弱ってくると、エリスロポイエチンを分泌する細胞は、分泌することをやめて、代わりに、腎臓を硬くする物質を分泌するようになります。このため腎臓は縮まります。普通、健康な人では腎臓は長径が11㎝程度ありますが、9㎝ぐらいに小さくなると、もはや回復は難しくなります。みなさんも、一度レントゲンをとって自分の腎臓のサイズが大丈夫か――腎臓が、気弱になってイシュクしていないか――見てもらってください。

腎臓：高血圧のジン（真）犯人

塩の取りすぎは、高血圧の原因になります。しかし、**私たちの体の中で、どの臓器が〝塩からい〟と感じているのでしょうか。それは実は、腎臓です。**

塩（塩化ナトリウム）の摂取量が少なくなると、血液の中の塩の濃度も少なくなり、血液が糸球体で濾《こ》されてできる「原尿」の中に出てくる塩の濃度も低くなります。この塩濃度の低下を腎臓の尿細管が感じ取ります。塩は、体にとって大切なので、尿細管の細胞は塩をいろんなチャンネルを通して再吸収しています。そして、自分自身を通過する塩の量が少なくなった時に、その異変を感じ取って、すぐに糸球体に知らせます。

糸球体と尿細管はペアになっていて、ネフロンという単位を作っています［187ページの図］。ヒトの場合、左右両方の腎臓を合わせて、200万個のネフロンが詰まっています。一つ一つのネフロンでは、尿細管がループを描いて、再び自分の糸球体のごく近くを通過しています。尿細管と糸球体が最も接近したところで、尿細管の感じ取った塩の濃度の情報は、糸球体に伝えられます。

その結果、糸球体に入っていく直前の血管から、レニンという物質が分泌されます。**レニンは、血圧を上げるアンジオテンシンⅡというホルモンを作り出す酵素です。アンジオテンシンⅡのもとになる物質は肝臓から分泌されています。アンジオテンシンⅡは血管を収縮させる作用があります。つまりレニンの分泌が高まることで、アンジオテンシンⅡがたくさん作られて、血圧が上がります。**アンジオテンシンⅡは、副腎の皮質にも働いて、アルドステロンの分泌も促します。アルドステロンは、尿細管からの塩の再吸収を高めます。面白いことに、アンジオテンシンⅡは脳にも作用して、塩をもっと取りたい気分にさせます。レニンやアンジオテンシンⅡは、アルドステロンと同様に、生物が陸に上陸し、塩が摂取しにくく、また重力に抗して動かなくてはいけなくなって登場した、比較的新しいホルモンです。

塩の取りすぎは高血圧の大きな原因ですが、誰でもたくさん食塩を取ると高血圧になるわけではなく、〝尿細管の塩の感じ方〟に異常がある方が高血圧になります。ですから、塩の取りすぎで起こる高血圧は実は、腎臓の病気なのです。黒人は腎臓のネフロンの数が少ないので、すこしでも塩を多く取ると、すぐに血圧が上がってしまいます。

血のつながった方（両親や兄弟など）に高血圧の方が多い人は、塩に敏感である可能性が高いので要注意です。

心臓の血液型

腎臓は、酸欠を防ぐ臓器ですが、もともと血液を全身に送り出しているのは、心臓です。**腎臓と心臓は、体に十分な酸素や栄養素を供給するという共通の役割を持っています。そして、腎臓が悪くなると、仲間である心臓も悪くなります。**これは専門的には〝心腎連関〟と呼ばれています。〝類は友を呼ぶ〟です。

原因が何であれ、腎臓の機能が悪くなった状態は、「慢性腎臓病：ＣＫＤ：Chronic Kidney Disease」と呼ばれています。ＣＫＤと診断される方は、軽症の方も含めると現在２０００万人ぐらいおられ、メタボの方と同じくらいの数になります。

慢性腎臓病（CKD）と心血管疾患の発症率

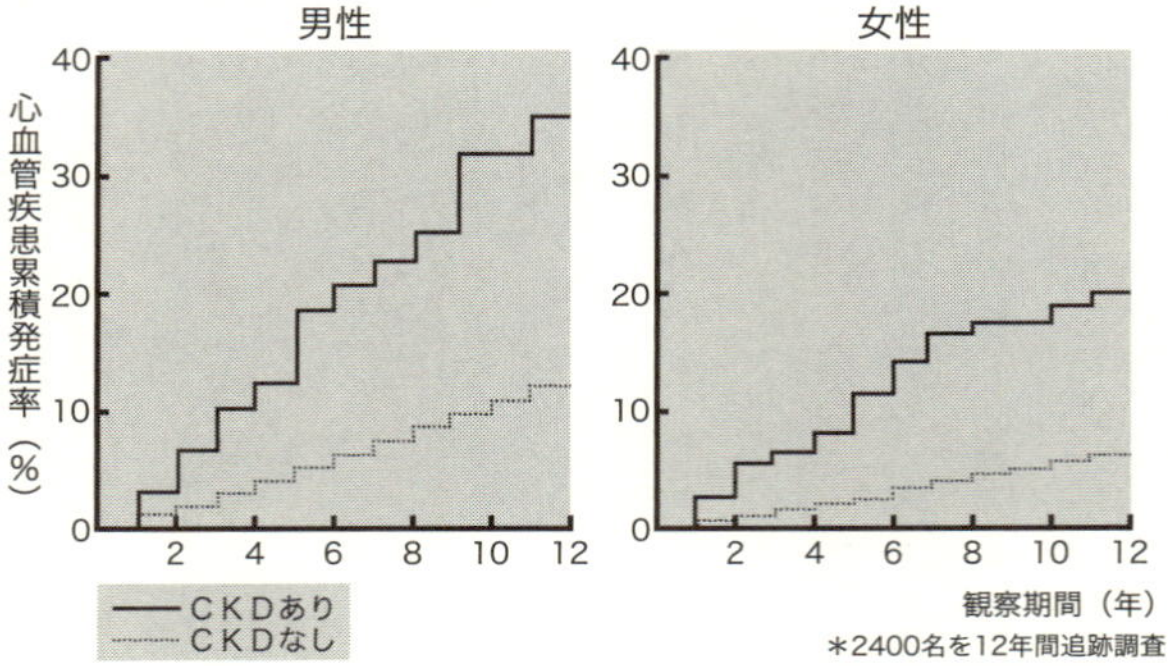

＊2400名を12年間追跡調査
（九州大学「久山町研究」より）

糸球体が1分間にどれだけの血液を濾過してきれいにすることができるかの能力＝「糸球体濾過率」が6割未満になった場合（健康な人では、1分間に約100㎖の血液をきれいにできます）や、血液を濾過する糸球体の網目が壊れて、血液の中のタンパクが漏れるようになった時に、CKDと診断されます。CKDの患者さんでは、どんどん腎臓が悪くなって透析を受けなくては生きていけなくなるだけでなく、心筋梗塞や脳卒中になる確率も大変高くなります［上図］。

心臓は単に血液を送り出すポンプと思われていましたが、1984年、日本人の研究者によって、実は**腎臓を助けるホルモン**を分泌することが発見されました。**ナトリウム利尿ペプチド**と呼ばれるホルモンです（〝ペプチド〟は、少数のアミノ酸がつながった物質を指します。ミニチュアサイズのタンパク質です）。

私が大学院生となったのが1985年で、このホルモンは、大学院時代からの研究テーマの一つです。心臓という筋肉の塊の中に、ホルモンが入っている電子顕微鏡写真を見た時、私は衝撃を受けました［左図］。

心臓も立派な内分泌臓器だったのです。

ナトリウム利尿ペプチドには、血液型のようにA、B、Cの三種類があり、A型とB型はそれぞれ心臓の心房、心室から分泌されるホルモンで、血液により腎臓、副腎などに運ばれ作用を発揮します。一方、私は、C型が血管から分泌されて、血管そのもの、分泌されたその場で作用することを発見しました。血液の通り道であるパイプと思われていた血管もまた内分泌臓器だったのです。C型は骨にも作用して骨の成長を促進します。

血管は、血管を拡張させる一酸化窒素やC型ナトリウム利尿ペプチドを分泌しますが、一方で、**最も強力な血管収縮ホルモンであるエンドセリン**も分泌します。

心臓の細胞の電子顕微鏡写真

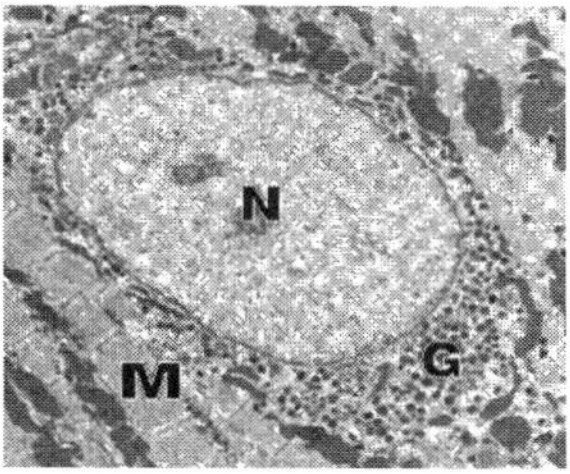

N：細胞の中の核、M：筋肉線維、G：心臓ホルモンが詰まった粒（分泌顆粒）

エンドセリンは1988年、柳沢正史（現テキサス大学、筑波大学教授）、真崎知生（筑波大学名誉教授・京都大学名誉教授）により発見されました。私と同世代で、当時大学院生であった柳沢氏が新しいホルモンを発見したニュースは、ホルモン研究を始めた私を大いに奮い立たせました。

ナトリウム利尿ペプチドは、アンジオテンシンⅡの作用と全く逆の働きをします。アンジオテンシンⅡの作用を打ち消す、好敵手のような役割を持っています。**心臓と腎臓は性格が正反対のホルモンを分泌するのです。**

ナトリウム利尿ペプチドは、血管を広げ、腎臓から余分な塩を排泄させます。そして尿量を増加させます。また副腎に作用して、アルドステロンの分泌を抑制します。

レニン、アンジオテンシンⅡが、陸上生活を始めるようになって出現した新しいホルモンであるのに対し、ナトリウム利尿ペプチドは、もっと下等な生物、海水で生活している生物（ヤツメウナギなどの円口類と呼ばれる生物――円口類は、歯も胃もなく獲物に吸い付いて、口から吸い込むだけで栄養素を取っています）も、持っています。

海水で生活する生物にとって、体の中に余分な塩分が入るのを防ぐことが重要であるとお話ししました。ナトリウム利尿ペプチドは、もともとそのために作られたホルモンです。

海水で生活する生物には、副腎から出るコルチゾールが塩分を排泄する作用があるといいました。こうした生物では、ナトリウム利尿ペプチドはコルチゾールの分泌を促します。アンジオテンシンⅡやナトリウム利尿ペプチドは、アミノ酸からできた〝食べても効かないホルモン〟に属し、血液の中ですぐに分解されます。そこで、なかなか壊れない頑丈な〝食べても効くホルモン〟（ステロイドホルモン）であるアルドステロンやコルチゾールの分泌を変化させることで、その目的を長く持続させようとします。

B型の心臓

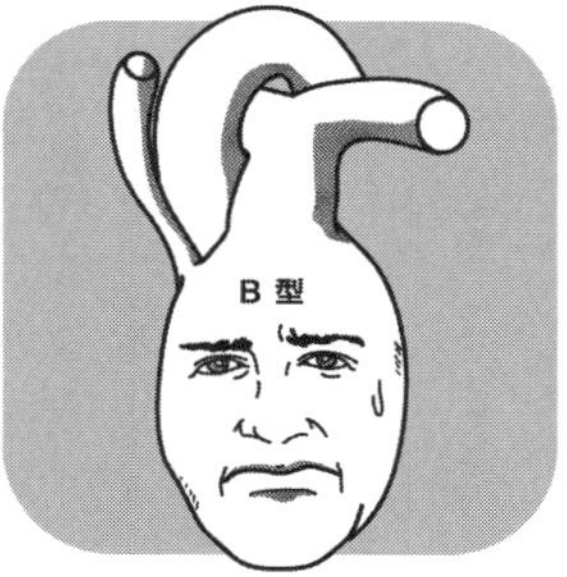

心臓が弱って心不全になると、B型ナトリウム利尿ペプチドの分泌が増える

心臓が弱ると、腎臓に送る血液の量が少なくなって、尿が出にくくなります。そうすると体に余分な水分や塩がたまって、体がむくみ、血圧も上がってしまいます。そこで、心臓が弱った状態（心不全）の時に、心臓は、ナトリウム利尿ペプチドをたくさん分泌して、腎臓からの尿、塩の排泄を高めようとします。心臓と腎臓はこのようにお互いホルモン同士で連絡し合い、助け合っています。

Ｂ型のナトリウム利尿ペプチドが、健康な人の１００倍以上分泌されているときは、心不全は重症であるということで、１年以内に死亡する確率は50％を超えます。心臓の血液型には注意を要します。

Ｂ型の心臓ホルモンがあまりたくさん分泌されずにすんでいる元気な心臓の時には、入浴や運動をすると、心臓ホルモンの分泌がすこし増えて、うまく血圧を下げたりむくみを取ることができます。

しかし、心臓がかなり弱っている時には、心臓ホルモンはすでにたくさん出ている（入浴や運動で増える分の数十倍から１００倍程度）ので、入浴や運動でホルモンがさらに増えても、意味がありません。そもそも、こうした行為そのものは心臓に負担をかけるため、心臓がさらに弱ってしまうので避けたほうがよいと思われます。

生き生きホルモン強化法

- ☑塩分の取りすぎに注意する
- ☑体がポカポカするまで運動する
- ☑ぬるめのお風呂に体ごとつかる

No.
08

折れないためのホルモン
副甲状腺ホルモンとビタミンD

生きてるかぎりは　どこまでも
探しつづける　恋ねぐら
傷つきよごれた　わたしでも
骨まで　骨まで
骨まで愛して　ほしいのよ
（中略）
なんにもいらない　欲しくない
あなたがあれば　しあわせよ
わたしの願いは　ただひとつ

骨まで　骨まで
骨まで愛して　ほしいのよ

城卓矢「骨まで愛して」

骨がなければ興奮できない

私たちは骨がなくては生きていけません。

骨は私たちの体の形を作り、さまざまな臓器を収めるケースとなります。骨が折れた時の生活の不自由さを体験された方も多いと思いますが、骨は筋肉をつけ、関節を作り、体を動かすためにはなくてはならないものです。

2007年、日本整形外科学会は、メタボリック症候群に対抗して（?）、「ロコモティブ症候群（locomotive syndrome）」という病名を作り、普及させようとしています。ロコモーションとは、動くことです。「ロコモティブ症候群」、通称〝ロコモ〟とは、運動器（骨格、関節、骨格筋、靱帯など）の衰えや障害（加齢や生活習慣が原因となります）によって、要介護になるリスクが高まる状態と定義されています。要介護になると、動けないだけでなく、認知症も進みますし、肺炎などの感染のリスクも高まります。いま肺炎は、死亡原因の第3位となっています。〝ロコモ〟の患者さんは、わが国には4700万人（男性2100万人、女性2600万人）ほどいらっしゃると推定されています。

骨は、カルシウムでできているわけで、しっかりした骨を作るにはカルシウムが大切なのは誰もが納得するでしょう。しかしカルシウムは骨を作るためだけに必要なのではありません。むしろ、骨はカルシウムの保管庫として重要なのです。

私たちは「興奮」するために生きているとお話ししました。この**私たちの興奮は、すべてカルシウムが握っていると言っても過言ではありません。**興奮は〝場面転換〟だともお話ししました。細胞という場面において、普通の生活をしているときは、カルシウム濃度は低く保たれています。**細胞の外から刺激が入ると、細胞の中のカルシウム濃度は一気に1000倍ほど上昇します。**細胞の中の環境が一気に変わります。このカルシウム濃度の上昇の力を使って細胞は一気に元気づき、ワクワクします。まさに〝場面転換〟が起こります。

「カルシウム不足」はもってのほか！

カルシウムは体の中に常に十分ストックしておかなければいけません。そのために、甲状腺の中に埋まっている四つの副甲状腺と呼ばれる内分泌臓器から**副甲状腺ホルモン**（パラソルモン）というホルモンが分泌されます。もう一つのホルモン、**ビタミンD**も、カルシウムには重要です。

〝副甲状腺〟という名前は、甲状腺という大きな目立つ臓器をよくよく見ると、米粒ほどの小さな内分泌臓器が埋まっていることがあとからわかったのでそう命名されました。〝甲状腺の子分〟のようなイメージを持たれるかもしれませんが、二つの内分泌腺は全く関係がありません。もちろん、体全体の新陳代謝を高める甲状腺ホルモンも、興奮に欠かせない副甲状腺ホルモンも、どちらもとても大切です。

ちょうど、イタリアという国の中に、キリスト教のトップ、ローマ教皇がおられる、世界最小の国家、バチカン市国があるようなものです。イタリアの歴史に、バチカンの存在は少なからず影響を及ぼしてきたことを考えると、ひょっとすると甲状腺と副甲状腺もお互い影響しているのかもしれません。

副甲状腺ホルモンは、冷蔵庫で保管していた冷凍食品を解凍して食べるように、骨に働いて保存しておいたカルシウムを、溶かし出し使用できるようにします。

我々は骨の中に、カルシウムをリンと結合させて保存させています。この二つはとても相性がよく、コンパクトに結合することができます。

我々の遠い祖先は、このカルシウムとリンを自分の生活にうまく使うことにしました。そのことに成功することで初めて「生命」が誕生したのです。生命体はカルシウムを使って〝興奮する〟ことにし、そしてリンを使って生きるためのエネルギー物質ATPを作ることにしました。ですから**カルシウムとリンは我々にとって、根本となる物質**です。

副甲状腺ホルモンは、腎臓に働いて、カルシウムの排泄を防ぎ、リンの排泄を促進します。またビタミンDの産生も高めます。

生まれつき副甲状腺ホルモンの働きが悪くなっている患者さんがいらっしゃいます（副甲状腺機能低下症）。こうした患者さんは、**骨や、歯の発達が悪くなり、目のレンズが曇って白内障にもなりやすくなります。何より、元気がなく、ボーッとされているように見受けられ、残念ながら知的発達も遅れてしまいます。**

「最近、私どうもカルシウム不足かも……」と嘆かれる方がいらっしゃいますが、細胞がカルシウム不足になってしまうという事態は、体にとって、もってのほか、命とりです。

カルシウムの強い相棒と思っていたら？

「カルシウム不足」は、体にとって深刻な事態なのですが、パートナーのリンは実は多すぎると体に悪影響を及ぼします。

植物が育つうえで、窒素（N）、リン酸（P）、カリ（K）が大切であることを知っておられる方も多いと思います。これらの元素は土の肥料に含まれています。窒素は、遺伝子DNAを作るのに使われていますし、血管ホルモンの一酸化窒素（NO）の原料にもなります。窒素はニトログリセリンの原料にもなるぐらいで、とても大きな力を発揮できる元素です。**一酸化窒素は、最も力のある〝善玉ホルモン〟の代表です。**窒素は、爆発力があるので、我々の体は、危険物質として、腎臓でアンモニア（NH_3）に変えて尿に捨てています。**リンもエネルギー物質ATPを作るのに使われるぐらいで、とてもパワーがある元素です。**それだけ大切なものなので、我々の体では、リンが不足することはまずありません。

逆に多くなりすぎると、興奮物質カルシウムとすぐに結合して、その働きを弱めるので、我々はやはり腎臓から積極的に尿に捨てています。

腎臓が悪い方では、カルシウムを再吸収して再利用する力が弱まって、どんどんカルシウムが失われていき「カルシウム不足」になります。同時に、リンを捨てることができなくなり、リンが体に溢れてしまいます。ですから、腎臓病の方では、リンを減らす食事をしないと体が弱っていきます。**リンは、乳製品や小魚、スルメ、エビ、タラコなどに多く含まれているので、腎臓の病気に罹っている方はこうした食品を避けなければなりません。**

世の中、とかく〝力を持った〟人とは付き合いにくいものです。いい加減にあしらっていると〝えらいめ〟にあいます。

光が作るホルモン、ビタミンD

ビタミンDは骨に大切なホルモンと言いましたが、ビタミンDは、ビタミンではないんですか、と不思議に思われる方もいらっしゃると思います。

ビタミンとホルモンはどう違うのでしょうか。

ビタミンとは私たちがいくら努力しても体の中で作ることのできない、微量ではあるけれども必要な栄養素です。ところが、ビタミンDは私たちの体内にあるコレステロールから作ることができるので、むしろホルモンと呼ぶほうが正しいのです。ビタミンDには、立派に、「ビタミンD受容体」も存在します。

ホルモンは、一般的に健康な人であれば、体に必要な量は、余裕で作ることができます。ところがビタミンDは、不思議なことに我々は十分に作ることができません。そのため私たちが作るビタミンDだけではすぐに足りなくなる事態に陥ります（ビタミンD欠乏症が起こる）。ですから摂取しないといけない物質ということでビタミンという名前がついてしまったのです。**ビタミンDはしらす干しやサケ、イワシ、サンマなどにたくさん含まれています。**

私たちは、皮膚において、紫外線を浴びることで、コレステロールからビタミンDの原料となるコレカルシフェロールと呼ばれる物質を作っています。ビタミンDを作るためには、少なくとも週2回、5〜30分程度の日光浴が必要です。

コレカルシフェロールは、肝臓さらに腎臓において、活性のあるビタミンDに加工されます。ビタミンDは腸に働いて、カルシウムやリンの吸収を促進します。つまり骨の材料を集めるためのホルモンです。ですから、肝臓や腎臓の悪いヒトでは、**ビタミンDの作用が低下して、「カルシウム不足」となります。**

副甲状腺ホルモンもビタミンDも、どちらも血中のカルシウムの濃度を上昇させます。

なぜ我々は二つのホルモンを持っているかというと、カルシウムをしっかり確保するために我々の体は〝保険をかけている〟のです。

アミノ酸からできている〝食べても効かないホルモン〟である副甲状腺ホルモンは、その作用速度が速いので、急にカルシウム濃度が上がり下がりした時に瞬時にその作用を発揮します。骨と腎臓が主な力の見せ所です。一方、コレステロールから作られる〝食べても効くホルモン〟のビタミンDは、もっと長期間におよぶカルシウム濃度のコントロールを行います。腸が主な仕事場になります。どんなことが起こっても体が「カルシウム不足」にならないように、ホルモンA君とBさんの両方を作って備えているのです。

日の当たらない道ばかり歩いてきた!?

カルシウムは生きるための基本です。**最近、ビタミンDの不足は、今まで考えられなかったさまざまの病気に関係していることが次第に明らかになってきています。**高血圧、結核、がん、歯周病、冬季うつ病、末梢動脈疾患、1型糖尿病、免疫疾患などと関連しているといわれています。**日照の少ない緯度の高い地域では、大腸がん、乳がん、卵巣がんの発症が多いことが指摘されています。**

ビタミンD不足がこれだけ多くの病気と関係していることから、ビタミンDは、体へのいろいろな攻撃に対抗するために働いているという説が出てきています。ビタミンDは、腸からカルシウムをどんどん取り込んで、そのカルシウムを体に侵入する外敵を撃退する武器にしているようです。

抵抗力が弱くいろいろな病気になりがちな糖尿病の方は、ビタミンDが不足気味であることを我々は最近見出しました。

〝私は日の当たらない道ばかり歩いてきた〟と嘆かれる方もおられますが、光で作られるビタミンDのことを考えると、これは、体にとっても大変悪いことなのです。

骨太ホルモン――骨が弱くなると糖尿病になる

最近、単にカルシウムの貯蔵庫と思われていた骨もいろいろなホルモンを作ることがわかってきました。

FGF23と呼ばれるホルモンは、骨で作られ、ビタミンDがどんどん作られることを抑えます。ビタミンDによって、蓄えたカルシウムが湯水のように使われて、骨がどんどんやせ細っていくのを防いでいるのです。また、FGF23のもう一つの大きな作用は、**リンの血中濃度が上がりすぎないようにする**ことです。

リンは、エネルギー物質ATPを作るのに必要で、体にとってなくてはならないのですが、多すぎても毒になります。

FGF23は、がんの細胞が作ることがあります。がんになると、FGF23が作られすぎて、ビタミンDの作用が抑えられてカルシウム不足となり、骨が脆《もろ》くなり骨折を起こしやすくなります（「腫瘍性くる病」）。

ビタミンDは、体を守る武器かもしれないとお話ししました。がん細胞がFGF23を作るのは、体の守護神、ビタミンDへの対抗手段、がんの秘密兵器だと私は想像しています。

骨が弱くなると糖尿病になりやすくなるという研究結果も報告されています。健康な骨からは、ビタミンKの作用によって、**オステオカルシン**というホルモンがたくさん分泌されます。**オステオカルシンは、膵臓に働いて、血糖を下げるインスリンの分泌を高めます。**ですから、骨粗鬆症の方では、オステオカルシンの分泌が減って、インスリンの分泌も減ってしまい、血糖が上がります。骨は脆くなるわ、糖尿病になるわ、全く踏んだり蹴ったりです。

気骨のある人とは

〝骨太〟は、気骨のある人、ということで、いい意味に使われます。私の〝骨太の人〟の代表格は、西郷隆盛です。眉も太く、目が大きく、太っていて、そして気骨溢れる人、骨が太い印象です（ただし、家人によると、我々が上野公園で見る西郷さんの像は、本人とは似ても似つかないそうで、実際の西郷さんはどんな人だったのかはよくわかっていません。犬が好きだったのも疑わしいそうです）。

しかし、西郷隆盛のように、太った人は果たして骨太なのでしょうか？　骨が丈夫であるというのは、単に骨のカルシウム（骨量）が多いというだけではなく、骨の材質（骨質）がよくなければなりません。**骨質は骨の中のカルシウム以外の成分で決まります。**鉄筋コンクリートの建物を考えてください。鉄筋がいくらたくさん入っていても、その周りのコンクリートがしっかりしていないと建物は弱くなります。

糖尿病の人は、骨折を起こしやすいことが知られています。しかし、骨量は、むしろ糖尿病でない人に比べて多いのです。高血糖のために、骨梁と呼ばれる、骨の中のカルシウムを蓄える棚の部分に糖分が結合して、骨質が低下するために骨が弱くなってしまうのです。

残念ながら、肥満の方は骨が弱くなっています。これは、脂肪細胞から分泌される脂肪ホルモンが関係しています。肥満になると、脳に〝もう食べるな〟と命令を出すレプチンというホルモンがたくさん分泌されるというお話をしました。

レプチンは、脳に作用すると、交感神経を興奮させて骨に作用します。骨は、骨を作る骨芽細胞と、骨を壊す破骨細胞のバランスで保たれていますが、交感神経が興奮すると、破骨細胞の働きが高まり、骨が溶けていきます。

カルシウムは、興奮するためになくてはならない元素で、**交感神経は体に危機が迫っているときに、カルシウムを骨から動員して、体を発奮させるのです。**

ですから、肥満に伴ってレプチンの分泌が増加すると、骨が脆くなってしまいます。肥満の方では、体重が重くなって腰やひざに大きな力がかかりますので、ますます骨折や関節痛のリスクが高くなります。

むやみに緊張することなく、常に冷静沈着でいないと、なかなか骨太にはなれません。

本当に勇気のある人は平静である。平静は静止的な状態における勇気である。

新渡戸稲造『武士道』

折れない
ホルモン
強化法

☑カルシウムをしっかり取る
☑天気の日は必ず一度は外出する
☑骨のためにも肥満にならないようにする

No.
09

ためるためのホルモン
インスリンとインクレチン

ホルモン界のエースは太るホルモン？

ホルモンのことをよく知らない人でも、**インスリン**という名前は知っている方も多いと思います。インスリンは**糖尿病を治してくれる善玉ホルモン**として非常に有名で、まさにホルモン界の大看板です。

糖尿病は紀元前1世紀にすでに、とめどもなく口が渇き、頻尿・多尿となる、「肉体と手足が尿中に溶出する病気」と記載されています。インスリンが発見されるまでは、糖尿病は不治の病でした。血液の中の糖分が利用できなくなり、血糖が上昇し、脱水になって、血液が酸性となり、患者さんは昏睡に陥って診断から1年以内に亡くなっていました。

1921年、カナダの外科医、フレデリック・バンティングと医学生のチャールズ・ベストによってイヌの膵臓からインスリンが発見されました。翌年にはもう14歳の少年、レナード・トンプソンにウシのインスリンが投与されました。その後ずっとインスリンは、世界的に年々増え続ける糖尿病患者さんの多くの命を確実に救い続けています。

インスリンは、食べ物を食べて、血中の糖分が高くなった時、膵臓の中に存在する「ランゲルハンス島」という球形の細胞集団から分泌されます。顕微鏡で膵臓を覗くと、消化液を腸に分泌する膵臓の細胞の海原の中に、浮かんでいるように見えたことから、ドイツの病理学者ランゲルハンスが、洒落た名前を付けました。膵臓1個の中には、100万個以上のランゲルハンス島が浮かんでいます。世界中で一番小さな島々です[左図]。

インスリンは、

(1)糖分を筋肉が使って運動できるようにする、

(2)余分のブドウ糖を肝臓で貯蔵型のグリコーゲンに変える、

(3)余分のブドウ糖を脂肪組織でエネルギー源の中性脂肪に変えてため込む、

という作用があります。

このように**インスリンは、余ったエネルギーを無駄遣いしないように〝始末する〟作用を持っていて〝倹約ホルモン〟といわれています。**成長ホルモンが、食べ物がない場面に登場して、何とか血糖を上げるように体の中から糖分を引っ張り出してくるのとは正反対の作用を示します。

成長ホルモンは、常に前進あるのみ、急に血糖が下がった時に何とか緊急対策を講じてくれる、お父さんタイプのホルモンです。一方インスリンは、すこし余裕が出てきたとき、栄養分を無駄遣いせずにせっせと倹約に回す、お母さんタイプのホルモンです。

膵臓の中のランゲルハンス島

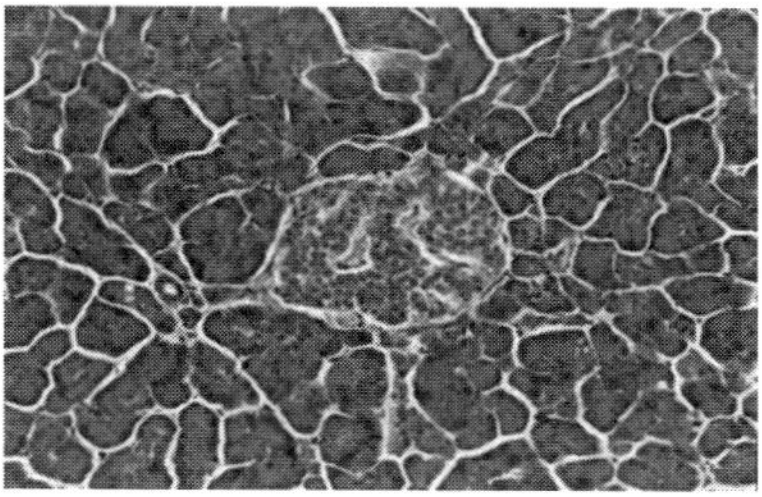

やりくり上手なお母さんホルモンとして女性ホルモンを紹介しましたが、女性ホルモンは、インスリンの分泌を増やして、出産、子育てのためのエネルギーをすこしでも体にため込もうとします。

肥満が高じて糖尿病がどんどん悪化してしまった患者さんでは、ほとんどインスリンを分泌することができなくなります。そうした患者さんには、インスリンを注射するしか血糖を下げる手立てがなくなります。注射するインスリンの量が増えてしまうと、いくら患者さんが食事に気をつけて痩せようとしても、インスリンには、もともと脂肪をため込む作用があるので、痩せることはできなくなります。

これは「インスリンジレンマ」と呼ばれています。

食べ物が手に入ることなど、長い生物の歴史の中であまりありませんでした。ですから、インスリンと似た作用を示す〝倹約ホルモン〟は他にはあまり用意されませんでした。そのため、現代のように食べるものが溢れ返り、いつでもどこでも好きなだけ食べられる社会になると、**インスリンただ一つのホルモンが悪くなっただけで、とたんに血糖が異常に上がりすぎて、糖尿病になります。**

このような理由で、世界的に糖尿病の方が増えているのです。2025年には、世界の糖尿病人口は3億8000万人以上になるとされています。特にアジア地域の増加が多く、患者数は倍になると推定されています。我々アジア人は〝インスリン力〟が弱いのです。

血糖を下げるチームのエースは強いインスリンなのですが、交代のピッチャーがいない、一人絶対エースの野球チームのようなものです。エース・インスリンの調子が悪くなるとあっけなくチームは負けてしまいます。

インスリンがうまく分泌され続けるためには、いつでも満腹でいるような食べ方は避けなければなりません。インスリンは炭水化物によって分泌が刺激されるので、バランス良く栄養をとることも大切です。

インクレチンの「なでしこ力」

食事をしたとき膵臓からインスリンが出ようとしますが、その時に、程よくその膵臓の気持ちを後押ししてくれるホルモンがあります。それがインクレチンです。**インクレチンは腸から分泌され、インスリン分泌を高めるホルモン**で、いくつかのものがあります。

腸は食物が入ってきたことを即座に感じ取り、インクレチンを分泌して、いろいろな臓器に指令を出します［216ページの図］。

膵臓に働きかけて、インスリンの分泌を促します。膵臓からは、**血糖を上げるホルモンであるグルカゴン**も分泌されていますが、**インクレチンは、グルカゴンの分泌を減らします。また、脳に作用して、これ以上は食べたくなくなる気持ちにさせます**。さらに、**胃に働きかけて、胃の動きの速さを落とし、腸にこれ以上食べ物が運ばれてこないようにします。膵臓が老化していくのを防ぐ作用もあるといわれています**。このように、インクレチンは八面六臂の働きをして、血糖を何とか下げようとします。

インクレチンは、インスリンが分泌されるとき、そのインスリンの思いを、より高めて、そっと介助する、まさに〝良妻賢母〟のホルモンです。日本の女性の賢い力、「やまとな

食事によるインクレチンの分泌と血糖降下作用

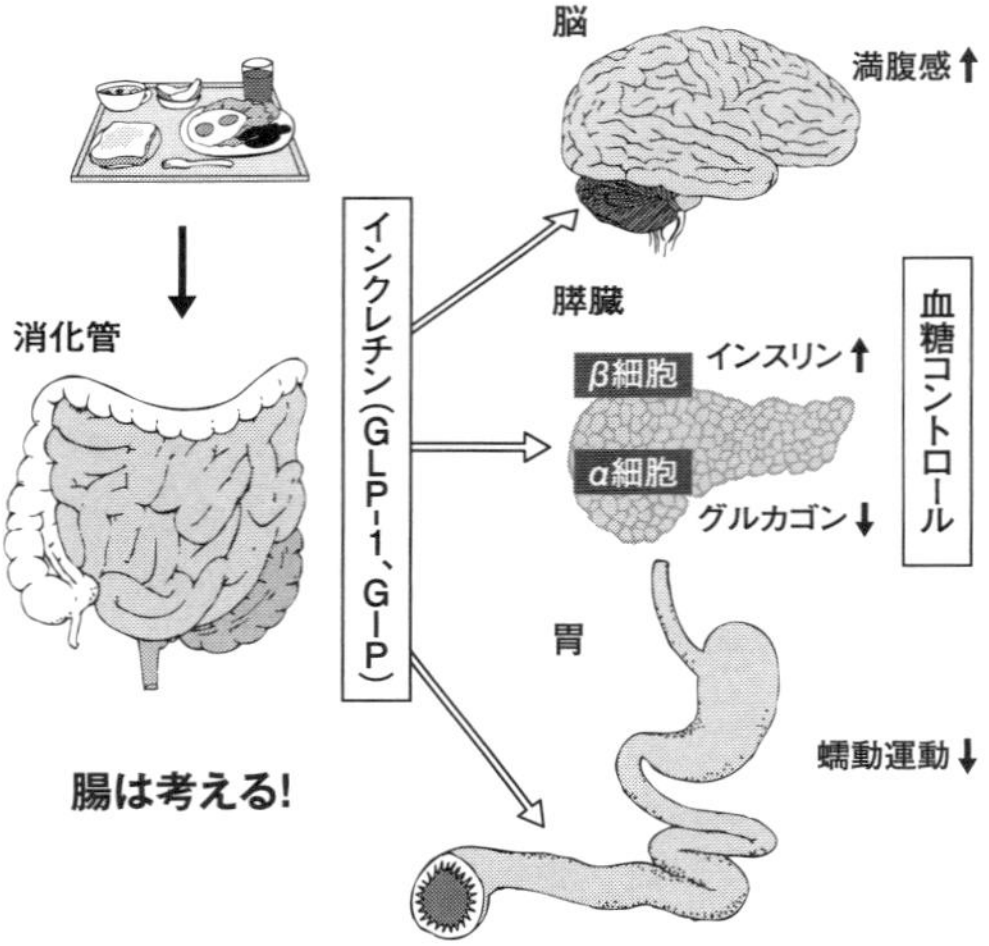

でしこ」の力を発揮します。

2010年に、このインクレチンを利用した新しい糖尿病の新薬が登場しました。この新薬は、糖尿病治療を一変させました。まさに、〝糖尿病治療維新〟が起こったのです。

インクレチンの中で特に重要なのが、小腸の出口や大腸のL細胞と呼ばれる腸管内分泌細胞から分泌されるGLP-1です。GLP-1の類似物質が注射薬として開発されました。また、GLP-1を分解する酵素の働きを抑制してGLP-1の濃度を上昇させて、その作用を高める薬剤も作られました。これらのインクレチン関連薬剤は、新しい糖尿病治療薬として鳴り物入りで医学業界に登場しましたが、大型ルーキーとしての期待を裏切らず、糖尿病治療の世界で大活躍しています。低血糖の副作用も少なく、お年寄りにも安全に使え、今、医療界では爆発的に使われています。やはり〝なでしこホルモン〟は強かったのです。

ホルモンの腸脳力

私はよく、我々は「生きるために食べている」のではなく「食べるために生きている」のだと言っています。

生物にとって、食べることこそ、一番大切なことです。そうであるからか、子宮の中で、生命が誕生して、体が作られていく時、まず最初に「原腸」と呼ばれる腸ができます。その次に「神経板」と呼ばれる神経の基ができてきます。神経はそもそも腸がうまく働くようにするために作られました。この〝主従〟関係(?)は、我々ヒトへの進化に至るまでずっと続いています。

脳は「言葉」を発明することで、ヒトの進化に大きく貢献しました。このため、脳のほうが当然偉い、腸は下等だというような感覚を持ってしまいがちです。しかし、脳は、どんなに生物が進化しても、あくまで腸のために存在しています。

脳は、腸の働きがうまくいくことを最優先にして働く基本姿勢を保っています。腸と脳は、密に神経で結ばれていて、脳はいつも腸の状況をいち早く知りたいと思っています。我々はおなかの調子が悪くなると何もする気がなくなります。美味しいものを食べた時は心から素直に喜べます。私たちは、一日の生活の半分以上は食べ物のことを考えているのではないでしょうか。腸と脳は密接な関係を持っているのです。

ですから、もともと腸の働きを調節するために作られたたくさんの腸ホルモンは、私たちの脳でも同じように使われています。お姉ちゃん（腸）が着たおさがりを妹（脳）が着るようなものです。こうしたホルモンは「ブレイン（脳）・ガット（腸）ホルモン」と呼ばれています。

日本人が発見した、**グレリンは胃から分泌されます。空腹になった時にたくさん分泌されます。**飢餓状態は、エネルギー切れ、まさに生命にとっては、危機的な状況です。こうした状態でたくさん分泌されたグレリンは、**血液に分泌されるより早く、胃の周りにある、脳へ直通する神経に働きかけます。**ホットラインのようなものです。こうして「早く食べろ」と腸が脳に命令します。グレリンの脳への命令はそれだけではありません。**成長ホル**

モンの分泌を増やせと命令します。これは、成長ホルモンの血糖を上げる作用を期待しての命令です。

ブレイン・ガットホルモンであるグレリンは、脳の視床下部の「弓状核」と呼ばれるところでも作られています。そこで作られたグレリンは、直接近くの神経に働いて、摂食行動を促進させます。ホルモンとして地産地消作用を発揮します。

グレリンは、それ以外にも、私たちをおとなしくさせる、眠くさせる作用があります。一種の冬眠状態を誘発します。低血糖になっている時には、暴れずにいたほうが無難だからです。

腸と脳はこのように仲が良く、同じホルモンを共有使用することで助け合っている〝仲良し姉妹〟です。

胆汁もホルモン?

「熊の胆《い》」は古来、長寿の薬として珍重されてきました。江戸時代には、金と同じ重さで交換されてきましたし、今でも中国ではツキノワグマが密猟され、ブラックマーケットで熊の胆は高値で売買されています。こんなに長く、胆嚢《たんのう》が人々の期待を裏切ることなく人気を保てた事実は、胆嚢にためられる胆汁に秘薬としての確かな成分が含まれていることを物語っています。

胆汁の主成分は、胆汁酸（ウルソデオキシコール酸）です。胆汁は、肝臓で作られ、いったん胆嚢にため込まれ、食事が腸に運ばれてくると、胆嚢が収縮して、十二指腸に分泌されます。我々は、学生の時、胆汁は石鹸のようなもので、脂っこいものを吸収しやすくすると習いました。

しかし、以前我々の教室に在籍していた渡辺光博（現慶應義塾大学大学院政策・メディア研究科教授）がフランス留学中に、胆汁酸は血液の中にも分泌されて、脂肪細胞や筋肉細胞に作用して、代謝を促進し脂肪を燃やすホルモンだという発見をしました。最近では、腸に分泌された胆汁酸は、インクレチンのＧＬＰ－１の分泌を促すことも報告されました。

つまり、**胆汁酸は肥満や糖尿病にも効能を持つ**ことがわかったのです。胆汁酸は、コレステロールから作られますから、立派な〝食べても効くホルモン〟だったのです。

アリストテレスは、胆汁の多いヒトは、情熱的で野心家であると言いました。胆汁酸が代謝を高めることを考えると、あながち間違っていないのかもしれません。

腸内細菌が出すホルモン（もどき）——我々は腸に操られている？

私たちの体を作っている細胞の数は60兆個ですが、私たちは、その数より多い１００兆個以上、１００種類以上の腸内細菌をおなかの中に飼っています。重さにすると１kg以上になります。私たちの便の半分は、腸内細菌の死骸です。

私たちと腸内細菌の関係は〝持ちつ持たれつ〟の関係（共生関係）にあります。細菌たちにとって、腸の中にいれば、動かないでも食べ物が運ばれてくるわけですし、細菌の多くは酸素のない状況でしか生きていけないので、酸素がほとんどない大腸は格好の住処《すみか》になります。

それでは、私たちにとって、腸内細菌は果たして役に立っているのでしょうか。

野菜嫌いの人が多いですが、これは健康によくないことは誰もがわかっています。しかし、なぜ、野菜は体にいいのでしょうか。

もちろん野菜には、体になくてはならない、ミネラルやビタミンが含まれています。しかし、**野菜に、食物繊維やオリゴ糖（ブトウ糖、果糖や乳糖などが2〜3個つながったものです）がたくさん含まれていることが大切なのです。**いわゆるネバネバ食品にもこれらはたくさん含まれています。

食物繊維の望ましい摂取量は、成人男性で19g／日以上、成人女性で17g／日以上といわれていますが、日本人の平均摂取量はそれ以下です。オリゴ糖は、ゴボウ、タマネギ、アスパラガス、大豆などにたくさん含まれていますし、最近は、市販のヨーグルトにも加えられています。

こうした食材は、私たちは消化することができません。これらは、腸内細菌の餌になるのです。腸内細菌は、こうした食材から、自分たちが生きているためのエネルギーを作り出します。その過程で、要らなくなった物を〝排泄〟します。この排泄物（代謝物）が私たちの健康に大きな影響を持つのです。

こうした腸内細菌が行う代謝が〝発酵〟と呼ばれています。発酵食品——ヨーグルト、チーズや醤油、味噌などは体にいいといわれていますが、その理由はここにあるのです。

最近、腸内細菌が作り出す代謝物のなかで特に、酢酸（炭素が二つでできている）と酪酸（炭素が四つ）の役割が明らかになってきました。昔はこうした炭素の数が少ない脂肪酸（短鎖脂肪酸と呼ばれます）も、私たちにとってすこしはエネルギー源になるから大切なのだといわれていました。しかし、今ではこうした物質は、〝ホルモンもどき〟の作用をすることで重要だということがわかってきました。

酢酸は、腸管の中で、私たちに病気を引き起こす（腸の細胞を殺してしまう）悪い細菌（たとえばO－157）の繁殖を抑えてくれます。酪酸は、腸に吸収されて、腸にいるリンパ球に働きかけて、我々の免疫力を調節していることが明らかになってきました。ですから、一見、腸とは関係のないような病気、たとえば喘息やアトピー、腎炎などアレルギーや炎症が関わる病気が、実は腸内細菌の異常で起こることがわかってきました。

今では、肥満、糖尿病、動脈硬化も腸内細菌のバランスの崩れが関係するかもしれないといわれています。こうした病気は、食べたものが悪いので起こると考えられてきました。事実そうですが、実は、そうした食材を処理する細菌が悪いと、余計に起こりやすくなります。悪い食べ物と悪い腸内細菌の〝共謀〟なのです。

酢酸や酪酸といった腸内細菌が出す短鎖脂肪酸、つまり、〝ホルモンもどき〟は、腸の周りにある、脳につながる神経のホットラインに直接働くことも明らかにされてきました。

腸内細菌は、自分たちの出す〝ホルモンもどき〟を通じて、脳に命令を出しているのかもしれません［224ページの図］。

自分たちにもっと餌を与えてくれるように、脳に命令する、つまり、私たちがどんどん食べたくなる気持ちにしているかもしれないのです。

糖尿病の方は認知症になりやすいということが知られています。昔は、糖尿病は血管の病気だから、糖尿病が進むと脳の血の巡りが悪くなって認知症の症状が現れてくると単純に思われていました。ところが最近では、糖尿病の方では、特有な腸内細菌がいて、そうした細菌が出す〝ホルモンもどき〟が、腸の神経に働きかけ、脳に通じる神経回路を壊しているのだという考えができてきました。事実、パーキンソン病という、神経病のなかで最も多い病気では、初発症状として便秘が認められることが知られています。

腸内細菌は、脳に命令を出している？

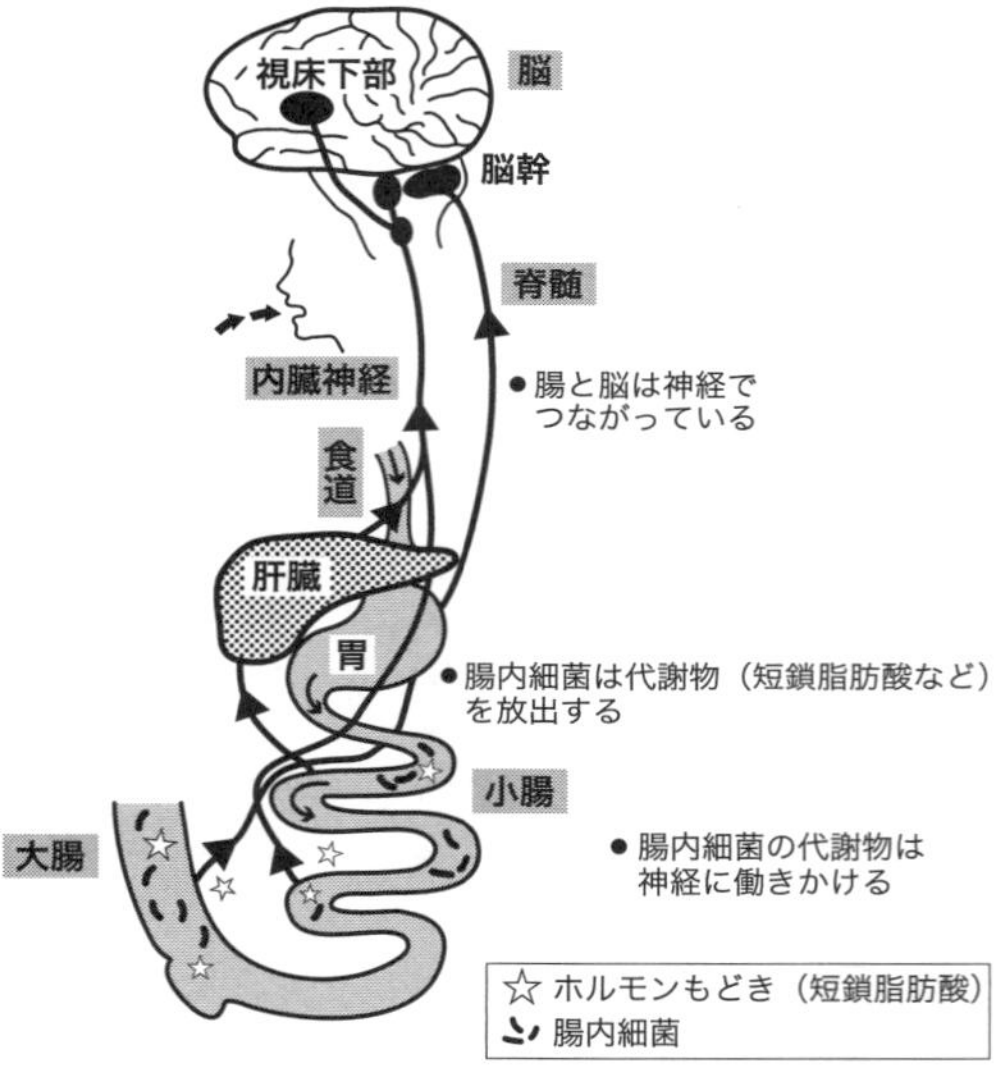

便秘は、腸内細菌の乱れで起こります。

　腸内細菌は、私たちにとってなくてはならないものですが、一方で、腸内細菌がいることで、厄介な病気を引き受けなくてはならなくなりました。

　「ウルトラマン」がテレビで上映されるより数日先んじて、1966年（昭和41年）7月4日、日本初の全話カラー放送の特撮ドラマとして、手塚治虫原作の「マグマ大使」が放映されました。悪のヒーロー、ゴアが差し向ける〝人間もどき〟は、どんな形にも変身できます。自分の味方であると信じていた家族や友人が実は人間もどきの〝なりすまし〟だったという場面が何度も出てきました。当時、伊藤少年は恐怖のあまり、途中で何度もテレビを切っていました。

ためる ホルモン 強化法

- ☑「おなかが空いた」と思える時間を持つ
- ☑おかずの品数はなるべく多くする
- ☑発酵乳、野菜、ネバネバ食品を取るようにする

No. 10

若返るためのホルモン グレリンとクロトー

日本人の「常若」思想――「人間」を〝生き切る〟ということ

2013年、伊勢神宮の式年遷宮《しきねんせんぐう》が挙行されました。1300万人以上の参拝者が〝おいせさん〟に詣で、それぞれに、心新たな時を迎えました。

20年に一度、定期的（式年）に、神様が宿る正殿《しょうでん》の隣に、全く同じ様式の新正殿を建て、御神体が移されます。この遷御《せんぎょ》の儀が神無月に行われ、正殿だけでなく、御垣内《みかきうち》の建物すべて、14の別宮《べつぐう》の社殿や鳥居なども造り替えられ、1576点に及ぶ装束・神宝《しんぽう》なども、新調されて納められました。この祭事は、飛鳥時代、持統天皇在位中の690年に始まり、1300年以上続いています。

日本人は、常にみずみずしさを尊ぶ神道の「常若《とこわか》」の考えをもって今日まで生きてきました。世界のどの国に行っても、日本ほど街の隅々まで清く美しいところはありません。

古来、日本人は自分の一軒家を毎日欠かすことなく、ピカピカに雑巾拭きし、庭を掃き清めてきました。日々の生活のなか、家が汚くなる前に、あるいは少しでも汚くなった時に清めていく風習がありました。これは、第一章でお話しした、ホルモンの「ホメオスタシス」の維持作用に通じます。

ホルモンは、片時も、体があらぬ方向にブレていかないように監視しています。そして、「おもてなし」の精神をもって、問題が起こる前に、積極的に働きかけて常に私たちが「中庸」を保てるようにします。

一方で、それほど自分の家を大切に使いながらも、すべてを定期的に、キッパリとリニューアルするという考えも古代日本人の精神構造の中に芽吹いて、それが今日まで継承されてきたことは驚きです。いくら丁寧に使っても我々がみずみずしく使うことができる住処の限界を20年と見切っていたのです（そういえば、我々臨床教室の教授在任期間の限界値も、ほぼ20年です）。

それでは、我々人間の真の〝賞味期限〟はどれくらいなのでしょうか？

人間の歴史において確かな記録に残る最長長寿者は、フランスのジャンヌ＝ルイーズ・カルマンさんで、彼女は１２２歳まで生きました。つまり人間の最大寿命は、おおよそ１

20歳だということです。長寿国家、日本では今、百歳以上の方（「百寿者」と呼ばれます）は年々増加し、現在5万人を突破しました。また、百十歳以上の方は、全国で78人いらっしゃいます。この人たちは、「スーパー・センテナリアン」と呼ばれ、ある意味、人間の寿命の限界まで生き切った方々です。生きることの究極の勝利者です。我々は、「慶應義塾大学　百寿総合研究センター」を設立して、彼らがなぜ生きることに成功できたのかを、ほとんどの方から血液や尿、便をいただいてその理由を探索しています。

彼らの一つの特徴は、驚くほど、糖尿病の方がいらっしゃらない、血圧が低い、動脈硬化が少ないということです。彼らは、「ホルモン力」をフルに使って、日々の生活のなか、不断に自分の体をピカピカに磨いて、病気にならないようにされてきたのでしょう。それでも120年もたてば、やはり限界となり、子どもに自分の遺伝子を受け渡しリニューアルする必要がある。こうした生き方が正しい「常若」の姿なのだと思います。「健康長寿」の大切さが叫ばれる昨今ですが、「常若」を尊んできた我々日本人には、その実践は得意なはずです。

この章の最後に、「常若」にチャレンジするためのホルモンの話をしたいと思います。

〝幼若ホルモン〟の現実

昆虫は、〝幼若《ようじゃく》ホルモン〟と呼ばれるホルモンを持っています。このホルモンは、昆虫が幼虫の時には、昆虫が脱皮をして成長していくのを抑える作用を持っています。脱皮ホルモンの作用を抑えて、いつまでも幼虫でいるように仕向ける、蛹《さなぎ》になって成虫になるのを抑えるホルモンなので、このように呼ばれています。しかし、大人になってからもこのホルモンは分泌され続けます。果たして、この〝幼若〟ということは、大人の体にはいいことなのでしょうか？

ミツバチは、一匹の女王バチと多数のハタラキバチから成り立つ社会を作っています。女王バチも、ハタラキバチも全く同じ遺伝子を持つ姉妹なのに、女王バチの分泌するフェロモン（空気中を伝わる、ホルモンもどきの物質）のためにハタラキバチの卵巣機能は完全に抑えられ、子どもが産めない体になっています。

ハタラキバチにも仕事の分担があります。内勤バチは、女王バチの世話や巣の掃除、子育てをしますが、外勤バチは、巣の外に出て行って花の蜜を集めます。

幼若ホルモンは、成虫になったハタラキバチにも存在します。そして、内勤生活から、思い切って、外の空気が吸える外勤生活に変更させる作用を発揮します。しかし、ハタラキバチは、外勤を務めると寿命が短くなります。

このように、幼若ホルモンは、成虫では、我々が持っている成長ホルモンに近い働きをします。成長ホルモンは、大人では、多すぎると寿命が短くなるとお話ししました。**大人になったハタラキバチは、幼若ホルモンの作用で、どんどん成長して、外の世界で活躍できるようになってしまうと寿命が短くなってしまいます。**さらに幼若ホルモンは、昆虫の年齢が高くなるほど、その量は多くなります。おそらく、年老いていくに従い、その効きが悪くなるためにどんどん分泌されるようになっていくのでしょう。その結果さらに死期が早まります。

成人を迎えたハタラキバチにとって、いつまでも若々しく振る舞うように仕向ける元気印の〝幼若ホルモン〟は、刺激が強すぎるのです。

イキイキ健康で長生きすること（健康長寿）は、大変難しいことです。

18世紀の異色の作家スウィフトは『ガリバー旅行記』で、不死の人種、ラグナグ人の嘆きを次のように書いています。

（不死とは）いつまでも若々しい青春を保ちえて幸福と健康にあふれる生活を設計することではなくて、老年の悲惨に絶えずさらされている生活に耐えることなのです。

鞭打つことでは若返れない

成長ホルモンや昆虫の幼若ホルモンのように、成長、前進ばかりを強要するホルモンが過剰になるとかえって寿命が短くなります。甲状腺ホルモンや、アドレナリン、ノルアドレナリンなど、熱の産生をうながす燃焼系ホルモンも同じです。これらのホルモンには、心臓の刺激作用がありますが、高齢者では、これらのホルモンが強すぎると、心臓が元気になるのではなく、逆に心不全を引き起こしてしまいます。

年を取り、すこし体が弱ってくる段階になっても、まだ体を鞭打とうとすると、かえって臓器の機能は衰えてしまうのです。

長時間、根を詰めて、仕事を続けても、仕事ははかどらないことは日常生活でもよく経験されることです。これは、〝頑張らせるホルモン〟が過剰になって、かえって体が疲れてしまうからです。

バレーボールの試合では、1セット中2回までタイムアウトを取ることができます。選手たちが劣勢に立ってせっぱつまった時、監督はブレイクを入れて落ち着かせ、再起を期待します。我々の体にも同じことが言えます。

臓器の機嫌を損ねないように、リラックスさせて、丁寧に扱うことが、「常若」には大切です。過度の交感神経の緊張を抑え、副交感神経を活発にして脳をリラックスさせるホルモン環境を整えたいものです。

やってみせ、言って聞かせて、させてみせ、ほめてやらねば、人は動かじ
山本五十六

日本産の「常若」ホルモン

「常若」のためのホルモンとして、私は、日本人が発見した、**二つの〝日本産の〟ホルモン（と考えられた物質）を挙げたいと思います。それは、グレリンと、クロトーです。**

グレリンは、すでにお話ししたように、1999年、国立循環器病研究センターの児島

将康（現久留米大学教授）・寒川賢治により発見された胃から分泌されるホルモンです。「グレ」は、インド・ヨーロッパ言語で、「成長」という意味です。

クロトーは、1997年、鍋島陽一（現神戸先端医療センター長）、黒尾誠（現自治医科大学教授）が発見しました。この遺伝子がないマウスは、短命で、動脈硬化、骨粗鬆症、肺気腫、歩行異常など老化に伴って出てくる症状が現れ、また血液の中を流れていることもわかったので、発見当初は、老化に関わるホルモンとして注目されました。

しかし、その作用の実態は不明でした。クロトーは、ギリシア神話の〝生命の糸を紡ぐ女神〟の名前です。［234ページの図］は、ピーテル・パウル・ルーベンス作「マリー・ド・メディシスの運命の糸を紡ぐモイラたち」です。フランス王太后マリー・ド・メディシスがこの世に生を享けるとき、運命の女神モイラたちが1本の生命の糸を紡いでいる情景を描いています。

クロトーの作用――生命の糸の紡ぎ方――は一筋縄ではわかりませんでした。しかし、その後の研究で、細胞の表面に存在して、他のホルモンがそのホルモンの受容体に結合する時の助けをすることが本来の作用であることが次第に明らかになってきました。**クロトーは、ホルモンではなく、むしろホルモンの受容体のような働きをすることがメインであ**

「マリー・ド・メディシスの運命の糸を紡ぐモイラたち」

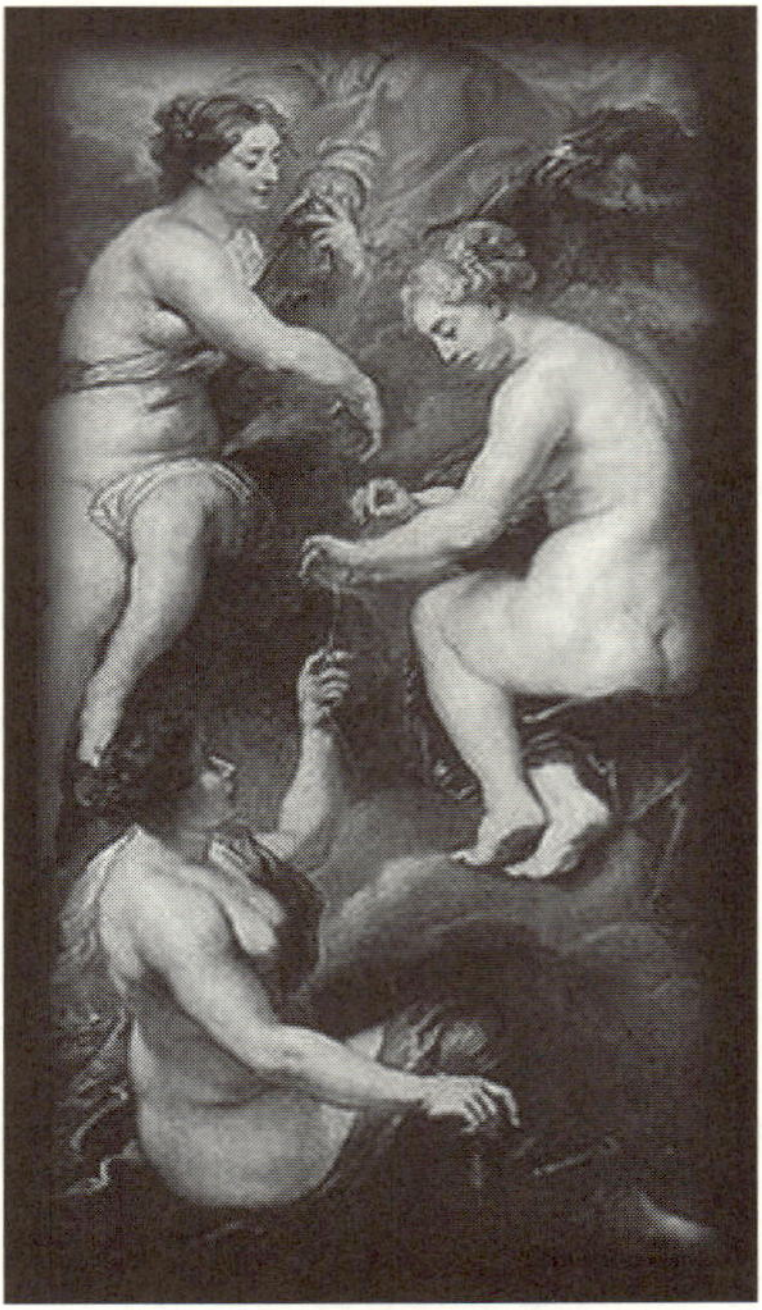

ピーテル・パウル・ルーベンス作／ルーヴル美術館所蔵

ることがわかってきたのです。

ミトコンドリアを鍛えるグレリン

生きるためのエネルギー源であるATPは、細胞の中に存在するミトコンドリアで作られます［50ページの図］。ミトコンドリアは、すべての臓器の細胞にあり、栄養分である糖分、脂肪分を使って、酸素の力でたくさんのATPを生み出します。ミトコンドリアの力が落ちてくることが、老化そのものであると私は考えています。逆にミトコンドリアを元気にすれば、我々はイキイキ生きられるはずです。

我々は、**グレリンがミトコンドリアの力を強くする**ことを見つけました。年を取ると筋肉のミトコンドリアが弱ってきて、持久力がなくなってきます。年老いたマウスに我々がグレリンを投与したところ、筋肉の中のミトコンドリアが増えて、持久力が回復しました。また、腎臓が弱ったマウスにグレリンを与えたところ、蛋白尿が減って腎機能が回復しました。

実際にグレリンは人間に投与すると、いろいろな病気に効果を示すことが報告されています。がんで痩せてしまった人、心不全、呼吸不全、糖尿病性神経障害を回復させることが示されました。私たちは慶應義塾大学病院で、数カ月後には透析をしなければならないと予想される腎臓病の患者さんにグレリンを投与して、何とか透析になるまでの時間を延ばせないかを検討する、臨床試験を開始しています。

飴ばかりでも若返れない

体を鞭打ってばかりいてはかえって体は弱ると言いました。かといって、飴ばかりを与えていても体は萎えていきます。

ミトコンドリアは、糖分と脂肪分を原料にして、酸素を使うことでエネルギーの素ATPを作り出します。この**ミトコンドリアを元気にする方法は、原料の糖分、脂肪分を少し減らし、酸素を不足気味にすること**が有効であることが知られています。つまり、ちょっとミトコンドリアにとって厳しい環境を作ると、かえってミトコンドリアは、これではいけない、頑張らないと、と思うのです。そうするとミトコンドリアは、サボらないで、身を粉にして働いてくれ、ATPがたくさん作られるようになります。

だから、食べるものを少し減らす（原料の糖分、脂肪分が不足する）、つまり腹八分目にする、そして運動する（酸素が足りなくなる）ことが健康にいいのです。

実際に、摂取カロリー量を8割程度に減らすほうが長生きできることが、下等動物からサルに至るまで証明されています。また運動はさまざまな病気の発症を抑え、延命効果を発揮します。最近では、運動によって認知症の進行が抑えられることもわかってきました。

この世では誰もが苦しみを味わう。そして、その苦しみの場所から強くなれる者もいる。

ヘミングウェイ

生命の糸を紡ぐクロトー

クロトーは、現在二つ見つかっています。α（アルファー）クロトーとβ（ベーター）クロトーです。**αクロトーは、腎臓で作られて、骨が作るホルモンとして紹介したFGF23の作用を助けて、カルシウム濃度の調節を行っています。特にビタミンDが作られるのを抑制して、リンの濃度が上昇しすぎないようにします。**

βクロトーは、肝臓で作られて、腸で作られるFGF19というホルモンの肝臓における作用を調節しており、コレステロールや胆汁酸の合成を制御しています。

カルシウムは人間が生きていくうえで一番大切なものですし、またリンはエネルギー源のATPの原料です。αクロトーは、ATPが作用するときに必要であることもわかってきました。βクロトーは、私たちをエネルギッシュにする胆汁酸の合成に関わっています。

このように、二種類のクロトーは、ともに私たちがイキイキと生きるうえで必要です。

クロトーは、若返りには、「カルシウムに関わるホルモン」と「腸に関わるホルモン」が大切であることを教えてくれています。また、これまでのホルモンとホルモンの受容体の関係では語り尽くせない世界を、我々に見せてくれました。今後、こうしたクロトーからのメッセージをヒントに、我々がイキイキ長生きできるための新しい方法が開発されていくことが期待されます。

234ページの図では、一番上でクロトーが左手の糸巻き棒から羊毛を送り出し、一番下でラケシスが右手の紡錘を回して糸に撚《よ》りをかけながら巻き取っていきます。2人の間にいるアトロポスは糸を切るタイミング、死を計っていますが、その大鋏はいまだ手にされていません。いつまでも、糸が断ち切られることがないようにしたいものです。

若返るホルモン強化法

- ☑困った問題は翌朝に持ち越す
- ☑腹八分目と、運動を心がける
- ☑若いうちは〝北風〟、老いてくると〝太陽〟が大切

第三章

「ホルモン力」楽々強化法

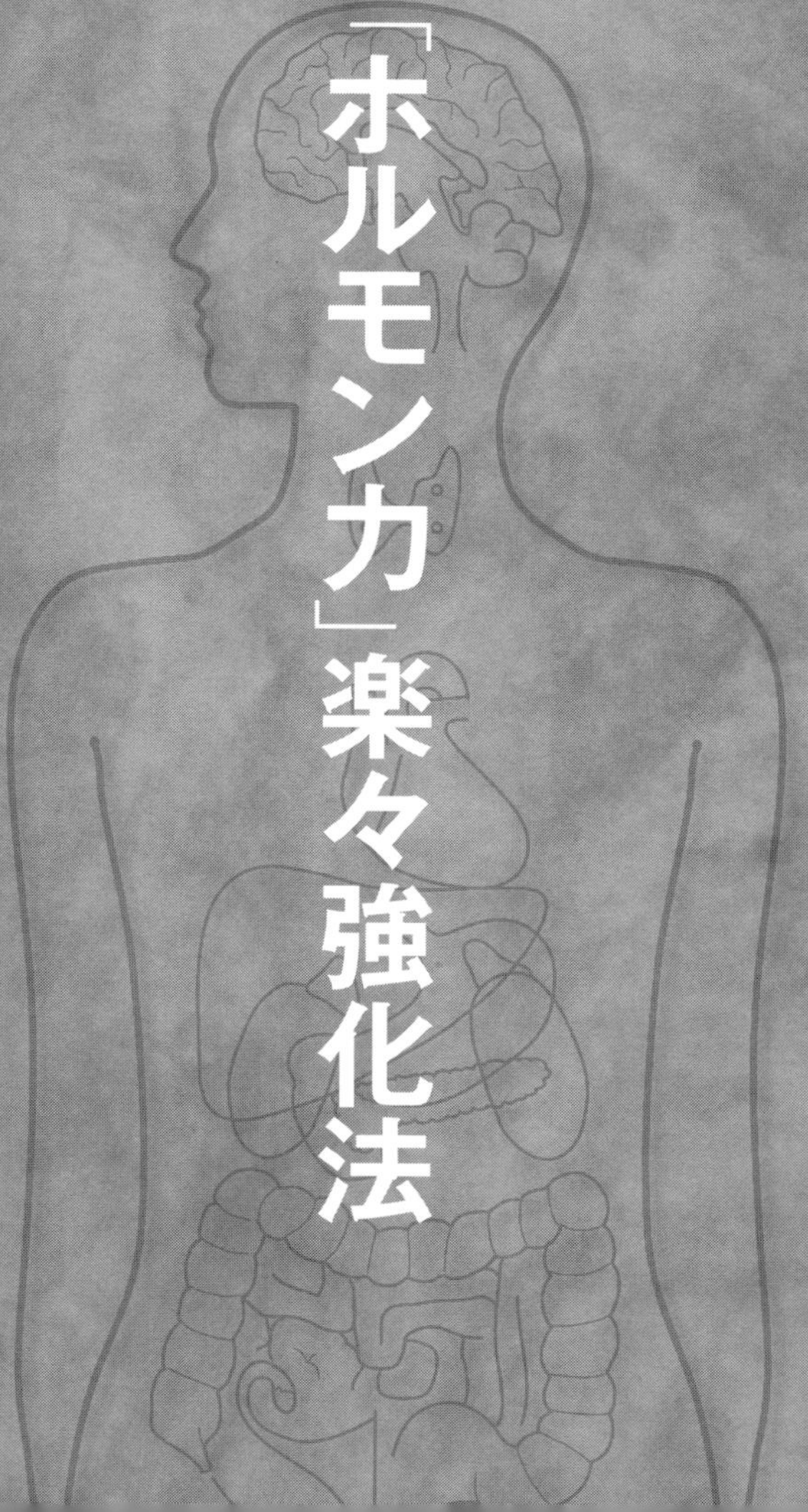

最後に、体にいいホルモンをたくさん出して、健康に長生きするにはどうすればいいかをまとめてお話ししたいと思います。

ホルモンは多かれ少なかれ、脳の支配を受けています。いいホルモンは、心身ともにリラックスしている時にたくさん分泌されます。ですから、私たちが〝楽しい〟と感じられれば、確実に、我々の「ホルモン力」は強くなります。

「ホルモン力」強化には、特に、四つの楽しさが大切です。すなわち、

①楽食（らくしょく）②楽動（らくどう）③楽眠（らくみん）④楽話（らくわ）です。

その1　楽食：楽しく食べる

肥満大敵、ということで、とかく食べすぎはいけない、甘いものはいけない、脂っこいものはいけない、と耳にたこができるほど言われています。しかし、いつも罪悪感をもっ

て恐る恐る食べていても、一向にいいホルモンは分泌されません。

空腹を感じる

ミトコンドリアを強くするグレリンは、空腹の時にたくさん分泌されます。また、おなかが空いているときに食べたものは美味しく感じられます。手持ち無沙汰、他に何もすることがない、という時間つぶしのため、あるいは、ストレスがたまるから食べ続けるというのは、決して美味しく楽しんで食べているわけではありません。

「おなかが空いた」と思える時間を持つようにしようとすると、自然に食べる量を減らすことになります。そして、食事の時間が来ると、楽しく食べることができるようになります。そんなとき、我々の元気の素、ＡＴＰを作ってくるミトコンドリアを強くするグレリンも、たくさん分泌されます。

バラエティーを持つ

バラエティーのある食事をとることも大切です。いろいろなものを食べることができると、ワクワクします。

たくさんの種類の食べ物があるとき、一つのものを食べ続けていては、全品食べることができなくなります。いろいろなものを食べようとすると自然と食べる量は減ります。一気にすべての品を〝やっつけてしまう〟というのではなく、一品ずつ美味しさを確認しながら食べることが大切です。**ワクワク感は、脳内のドーパミンを増やし、副交感神経を活発にして、腸の動きもよくします。**

規則正しく食べる

腸は規則正しく決まった時間に食べ物が入ってくるほうが、いいタイミングで、たくさんの腸ホルモンを分泌することができます。おなかが空いた時に、まず胃からグレリンが分泌され、食べることを始めると、副交感神経が活発になります。そうするとリラックスして食事を進めることができ、腸の動きもよくなります。

その次に、胃が食べ物で充満され、十二指腸、小腸に食べ物が移っていくのを感じて、胆汁が腸に流れ込み、インクレチンのＧＩＰそして、ＧＬＰ－１が分泌されます。インクレチンは、インスリンの分泌を高め、血糖を下げ、脳に働きかけて、もうこれ以上食べないでほしいと命令を出します。

ずっと食べ続けてしまうと、インクレチンが出続けます。そうすると、インクレチンの命令を脳が聞かなくなってしまいます。脳が〝聞く耳を持つ〟ことが大切です。

夜は食べない

寝ている間は、食べるなという命令を出すレプチンの濃度は上がっていて、食べろと命令するグレリンの濃度は下がっています。こうして、私たちは、寝ている間は、物を食べなくても、空腹を感じることなく、ぐっすりと眠ることができるのです。

しかし、**夜中に物を食べてしまうと、このリズムが狂ってしまいます。夜になってもレプチンの濃度は低く、グレリンの濃度が上昇して、いつまでも食べたくなり、どんどん食べ続け太ってしまいます。**睡眠時間も短くなってしまいます。食べたあとすぐ寝るのは、結構苦しく、楽しくもありません。

和食に親しむ

「何を食べればホルモン力がアップするのか?」と、よく聞かれます。ホルモンの原料はアミノ酸（「食べても効かないホルモン」ホルモンA君）とコレステロール（「食べても効くホルモン」ホルモンBさん）です。

ですから、**タンパク質はちゃんと取ったほうがいい**です。まともな〝おかず〟を食べてください。日本人は古来よりアミノ酸で作られる〝うま味〟を大切にしてきました（うま味は、1908年、日本人、池田菊苗が、第五の味として発見しました。それまで他の国の人はその存在を感じることができなかったのです）。〝和食〟がユネスコ無形文化遺産に指定されたのは、世界の人々が、その素晴らしさを認めた証拠です。和食を日常生活にうまく取り込むことが大切です。

一方、コレステロールは、普通の食生活で十分な量が取れています。むしろ体にだぶついていることが問題です。勘違いされる方が多いのですが、コレステロール（悪玉コレステロール）は、肥満や運動とはあまり関係なく、コレステロールが高いのは、ほぼ体質で決まっています。コレステロールが高い方は、一日300㎎未満が目安とされています。卵1個にコレステロールは200㎎程度含まれています。毎日卵2個を使った目玉焼きというのはよくないでしょう。また、飽和脂肪酸はコレステロールを増やす作用があって、ポテトチップスは全くコレステロールを含んでいないし、チョコレートや即席麵に含まれるコレステロールもわずかですが、これらの食品はコレステロールを増やしてしまうので、コレステロールが高めの人は気をつける必要があります。

新しい御馳走の発見は人類の幸福にとって天体の発見以上のものである。
ブリア＝サヴァラン『美味礼讃』

その2　楽動：楽しく動く

動くと運動ホルモンが出る

運動は体にいいということはみなさんわかっておられると思いますが、なぜ体にいいのか答えられる人は少ないと思います。**運動するとカロリーを消費して、痩せるというのは迷信です。**運動で消費するカロリーはスポーツマンが体を鍛えるような激しい運動をしない限り期待できません。**痩せるには、ダイエットしかありません。**

しかし、**運動すると、たしかにメタボリックシンドロームや、高血圧、糖尿病はよくな**

ります。それは、実は、**運動をすると血の巡りがよくなって、心臓や血管からホルモンがたくさん分泌される**ためです。

心臓、血管は、血液を送り出すポンプ、パイプだけの働きをすると長らく思われてきました。しかし、心臓や血管は、自分の中を流れる血液の量が多くなるとそのことを感じ取って、ホルモンを分泌します。それぞれ、ナトリウム利尿ペプチド、一酸化窒素です。ともに血管を広げて、たくさんの血液が、心臓や血管に圧力をかけることなく、無理なく流れるようにします。またナトリウム利尿ペプチドは、腎臓に働いて、余計な水分や塩を体の外に排泄しようとします。

お風呂に入ったあと、排尿したくなります。これは、体を湯船に浸しておくと、水圧が足にかかり、足にたまった血液がたくさん心臓にかえってくることで、ナトリウム利尿ペプチドが分泌されるようになるからです。余計な体のむくみも取れます。

こうした運動ホルモンが分泌されると、血管が広がりますから、血圧は下がります。また、血流が増えて、血糖を下げる作用のあるインスリンが臓器に運ばれやすくなって血糖が下がります。

運動すると、筋肉そのものからインターロイキンとよばれる物質が分泌され、腸に働い

ていインクレチンの分泌を高めて、血糖を下げることも報告されています。本来、**インターロイキンは、体にストレス、異変が生じた時に分泌されて、炎症を起こす細胞に働きかけて体を防御するように仕向ける〝警戒ホルモン〟**（本来「サイトカイン」と呼ばれています。22ページ参照）です。運動すると、若干酸素不足になるので、その異変を感じて筋肉の細胞がこの警戒ホルモンを分泌します。

運動ホルモンは体を鍛える

こうした運動によってたくさん分泌される運動ホルモンが、グレリンと同様に、エネルギーの素、ATPを作るミトコンドリアを元気にするということを我々は発見しました［248ページの図］。

ナトリウム利尿ペプチドや一酸化窒素の働きを強化したマウスは、ミトコンドリアがたくさん増えて、筋肉が強くなり持久力が高まり、また腎臓が弱っていくことが抑えられました。

「ロコモーティブ症候群」のお話をしましたが、最近、お年寄りの〝虚弱〟ということが大きな問題となっています。若い間は、カロリーの取りすぎによる肥満が問題ですが、お

運動ホルモン(運動するとたくさん分泌されるホルモン)はミトコンドリアを元気にする

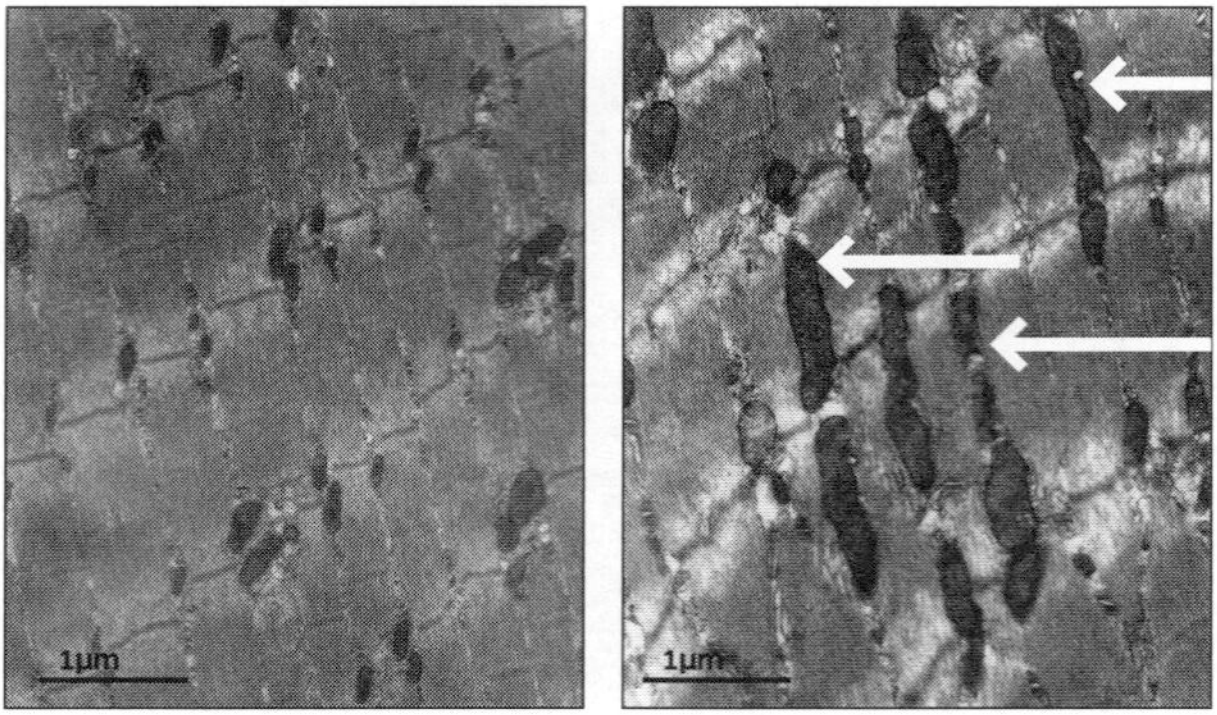

Wt ・大腿直筋 電子顕微鏡像(x10000) cGK-Tg

ナトリウム利尿ペプチドの働きを強化したマウス(右)は普通のマウスに比べて、筋肉の中のミトコンドリアが大きく、数も多い

年寄りになると、むしろ栄養不足で、筋肉がどんどん減っていくほうが深刻な問題になります。動きにくくなって、ついには寝たきりになると、認知症が進みますし、気管の筋肉も弱り、せき込むことができなくなって肺炎で死亡する確率が高くなります。飲み込む力もなくなり、食べられなくなります。

一度失くした筋肉を取り返すのは極めて困難です。筋肉がどんどん失われていく状態は、〝サルコペニア〟(「サルコ」は筋肉、「ペニア」は少ない意味です)と呼ばれ、大変恐れられています。まさに〝サルモノは日日に疎し(うっとうしい?)〟です。

目安として、６ｍを自分の力で歩くことができなくなっているお年寄りはかなり危険、とみなされます。

ですから、普段から運動して、運動ホルモンの分泌を高めておくことは筋肉年齢を保ち、サルコペニアを防ぐうえでとても大切です。

毎日、30分程度の歩行が有効です。隣の人と会話ができるぐらいのニコニコペースの運動がいいといわれています。しかし、実は**もっときつい運動、息が切れるぐらいの激しい運動、力いっぱい自転車漕ぎをする（30秒ぐらいしか続きません）を断続的にすることも意味がある**ことが知られています。若い方では、チョイキツ運動にも挑戦してほしいと思います。

〝俺流〟の楽しさ

若い時スポーツの部活で体を鍛えた人は、部活をやめてもある程度がっしりした体格を保てます。しかし、それでもやはり中年太りに悩まされるようになります。**筋肉は、貯金できるようなものではありません。生涯にわたって〝動き続ける〟必要があります。そのためには、ずっと続けられるやり方を見つけないといけません。**やはり楽しくなければ続けられません。無理せず、動くことが楽しい、と思えるやり方は、人それぞれ異なります。〝俺流〟の運動法を見つけてほしいと思います。

「健康になるために運動する」のではなく、「運動するために健康になる」

私たちは「生きるために食べている」のではなく、「食べるために生きている」と私は考えています。それほど食べることは大切です。実は運動についても、同じように、考え方の変換（リテラシー・チェンジ）が必要です。

もちろん運動すれば健康になれるのですが、義務的に運動していては続きません。しかし、運動をうまく続けられると、そのうちに、楽しい運動を続けたい、そのために、健康でいたいと思う人も出てきます。そうなればしめたものです。ずっと運動が続けられます。

実はこの感じ方は、最近の脳の研究からも、十分ありうることだということがわかってきました。**〝運動したくなる神経〟が発見された**のです。面白いことに、この神経は、食べることを制御する神経のすぐ近くにあります。そのため、**運動したくなる神経が興奮すると、食べたくなる神経の興奮は抑えられます。**十分に運動することができるようになると、食べたくなくなるのです。逆に食べてばかりいると運動したくなくなります。

高く登ろうと思うなら、自分の脚を使うことだ！　高いところへは、他人によって運ばれてはならない。ひとの背中や頭に乗ってはならない！

ニーチェ「ツァラトゥストラはこう言った」

その3　楽眠：楽しく眠る

睡眠時間を確保する

日本人は世界で一番睡眠時間が短いといわれています。また、5人に1人は不眠に悩まされています。

前に書きましたが、睡眠は、一言で言うと脳の「自主学習時間」です。脳は夜休業しているのではなく、昼間にたくさん取り入れた情報を整理しています。脳は、一人になって、これ以上情報が入ってこない状況で、昼間に得た情報を取捨選択して、記憶に残すものは残すという作業をしています。脳にとって睡眠は大切なメンテナンスタイムです。夜寝る前に悩んでいたのに、朝起きるとパッと解決策が見えてくるということを私はよく経験します。寝ている間に自動的に〝頭の整理ができている〟のです。

脳にとって大切な〝一人の時間〟が十分に取れないと脳はいらだってしまいます。交感神経は高ぶり、ストレスを制御する副腎からは、アドレナリンやコルチゾールがたくさん分泌されてしまいます。その結果、血圧が上がり、肥満、糖尿病も起こりやすくなります。

短い時間でも、眠ることはいいことです。昼間でも少し睡眠を取ることで気分爽快になることがあります。居眠りしたい時はしたほうがいいです。トータルの睡眠時間を確保することに貪欲になってほしいと思います。

「荘子」

むかし、荘周は自分が蝶になった夢を見た。楽しく飛びまわる蝶になりきって、のびのびと快適であったからであろう。

暗くして寝る

ホルモンは光と密接な関係があります。バソプレッシンと時差ぼけのお話をしましたが、私たちの脳の中には、バソプレッシンが分泌される「視交叉上核」以外にもう一つ、光を感じる内分泌臓器があります。それは松果体です。

松果体は頭の中央にあります。実は、絶滅した爬虫類や両生類の頭のてっぺんには穴が開いていました。その穴の底に松果体が存在したのです。天窓のように、この穴から光が入り、松果体は直接、光を感じることができました。この部分は頭頂眼と呼ばれています。

仏像を見ると、仏様は額の部分に三つめの目を持っておられます[上図]。これは衆生救済の光を放射するためにあるといわれています。この仏様の第三の目が発射するレーザービームにあたるのが松果体の分泌するメラトニンと呼ばれるホルモンです。

仏様と三つめの目

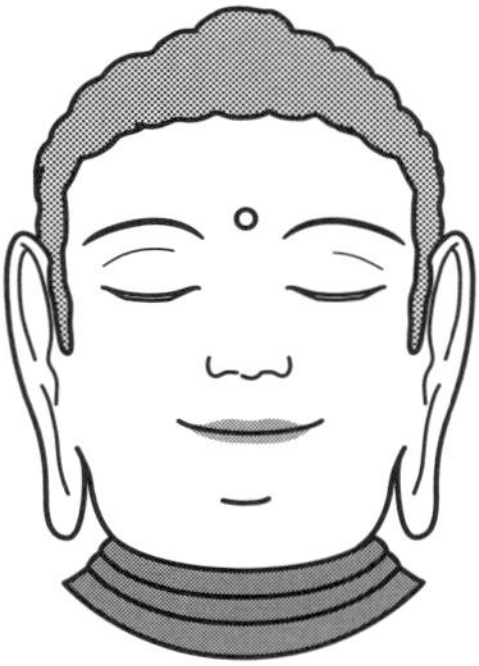

メラトニンは、トリプトファンと呼ばれるアミノ酸からセロトニン（この物質は我々を覚醒させる作用があります）ができ、そのセロトニンから作られます。**メラトニンは、夜間にしか分泌されません。寝ている時に光をつけておくとメラトニンの分泌は減**

少します。メラトニンの役目はいまだよくわかっていませんが、酸素から作られる、有害で老化を促進する**「活性酸素」を除去する**役割を持っています。メラトニンは、とても下等な生物、ミトコンドリアの祖先（酸素を使ってATPを作る）の細菌にもあります。それほど重要なホルモンだということです。寝ている休息時間に、我々の体でできた有毒物質を掃除する役割があるのでしょう。

メラトニンは、現在、時差ボケ防止薬、睡眠剤として臨床でも広く使われています。メラトニンが十分分泌されるように、部屋を暗くして眠ることが大切です。

"金縛り"ホルモン

それでは、昼間、眠気を抑えるホルモンはないのでしょうか？　実はそのホルモンも日本人が見つけました。1998年に、櫻井武（現金沢大学教授）、柳沢正史（現テキサス大学、筑波大学教授）によって発見された**オレキシン**と呼ばれるホルモンです。発見当初このホルモンは、食べることを促すホルモンではないかといわれました。実際にマウスの脳にこのホルモンを注射すると、マウスは食べる量が増えました。「オレキ」は、「貪食」という意味です。

しかし、研究が進むなかで、マウスがたくさん食べるのは、寝ている時間帯もしっかり〝目が冴えて〟いたので、食べ続けていたということがわかりました。つまりこのホルモンは、**覚醒を促すホルモン**だったのです。

ナルコレプシー（眠り発作）という病気があります。2000人に1人が罹る病気といわれていますが、日本人はその頻度が3倍も高いといわれています。昼間、突然意識がなくなるように深い眠りについてしまう病気です。面白いことに「笑い」「驚き」などの感情の起伏がこの発作を誘発します。いわゆる〝**金縛り**〟もこの病気の一種です。**実はこの病気は、オレキシン欠乏により起こることがわかりました。**

2014年になり、オレキシンの作用を抑える薬が、睡眠薬として開発されました。

だがやさしい乙女たちを守る「夜明け」の眠りは、
まだあなたの眼を熟睡（うまい）にとざしている。
いざ、いざ、その眼に、あなたの美しい乳房に、
百もくちづけて、朝だ起きよと教えよう。

「ロンサール詩集　マリーへのソネット」

その4　楽話：楽しく語る

遠くて近きもの、極楽。船の道。人の中。　清少納言「枕草子」

大家族主義のススメ

ＮＨＫのテレビ番組で紹介されましたが、イタリア南部、四国ほど大きさのサルデーニャ島には、合計年齢が８３６歳となるギネス記録保持の９人の兄弟が住んでいます。一番上が１０６歳、下が79歳です。長寿の秘訣は何かと問われると、彼らの答えは、「自分は一人で生きてこなかった」でした。兄弟はお互いに毎日電話で話をしていました。

長女は、「よく孫娘たちが〝あ～ストレスがいっぱい！〟と言っているけど、どういう意味かわからないわ。〝ストレス〟っていう新しい言葉は聞いたことがないの。どういう意味なの？」と言ったそうです。

映画『ゴッドファーザー』の舞台となったイタリア南部では、家族の絆がとても強く、みなさん、高齢者の方と一緒に住んでいます。

〝誰かとともに生きている〟という安心感はとてつもなく大きな力を体に与えてくれます。自分の思いを口に出して話す、たとえそれが解決困難な悩みであっても、それを誰かが知ってくれているということで深くリラックスできて、いいホルモンの分泌につながります。

誰かに触れることができる、ということも単純ですが、大切です。拒否せず、触れさせてくれる誰かがいるということは幸せなことです。

ミケランジェロが、ヴァチカンのシスティーナ礼拝堂の天井に描いたフレスコ画「アダムの創造」は、あまりにも有名です〔258ページの図〕。神とアダムの指先が今にも触れようとしている場面は、人間らしさを最もよく表しているモチーフといわれています。

信頼できる誰かと一緒にいて、楽しく語ることで、オキシトシンやバソプレッシン、ドーパミンなどがたくさん出る生活を送ることができれば、年年歳歳、どんどん体の中にたまっていく障害を消し去ることができると思います。

「アダムの創造」

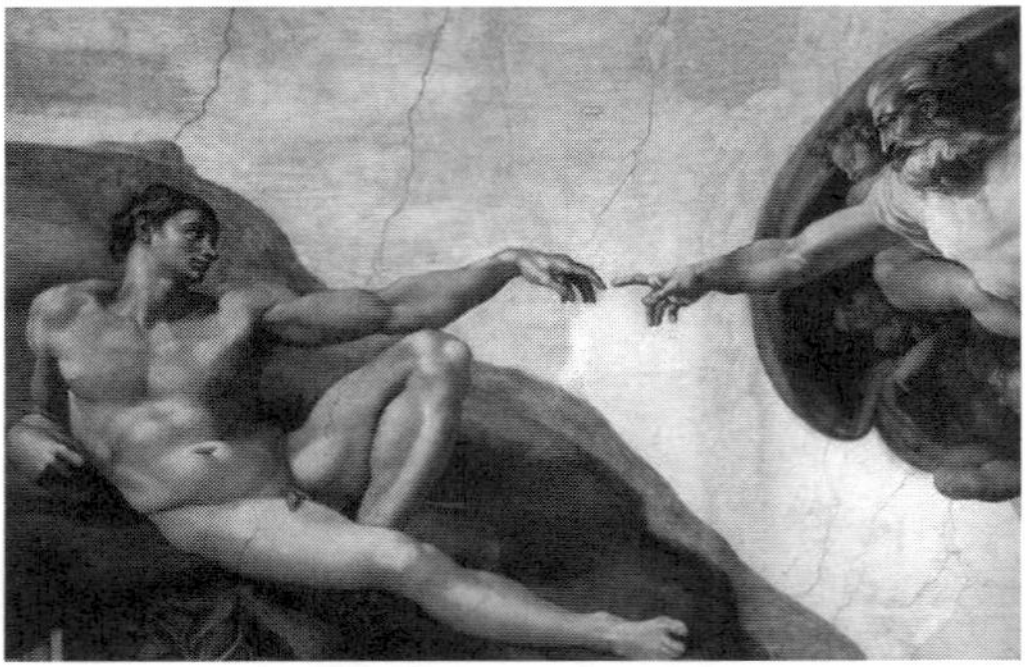

ミケランジェロ・ブオナローティ作／システィーナ礼拝堂所蔵

ホルモンとシンパシー

私たちは、日々、光を感じながら、24時間の周期で生活を続けています。私たちの生活は、ちょうど「振り子」のようなものです。私たちはブレない体を保つために、規則正しく振動しながら生きているというお話をしました。

年を取るにしたがって、振り子の振れ幅はだんだん小さくなっていき、最後に動きが止まった時が「死」です。

周期をもってホルモンが分泌されるのは、まさにこの人生の振り子の振れ幅を小さくしないためです。子どもがブランコに乗っているとき、ブランコの揺れが小さくなると、後ろで親が子どもの背中を押してあげる光景をよく目にします。あの親の役目を演じているのがホルモンです。

古くから、振り子が集まると相互作用を起こして、「同期」して集団として大きな振動になることが知られていました。この現象は17世紀、振り子時計の発明者であるオランダの科学者クリスティアーン・ホイヘンスが発見しました。振動を伝える台に2個の振り子を下げ、お互いにエネルギーの交換ができるようにしておくと振り子が次第にテンポを合わせて動作することに気づいたのです。彼は、これを「時計のシンパシー」(sympathie des horloges) と名付けました。シンパシーは、「共感」「共鳴・共振」を意味します。

仲間が集団を作って、お互いが共感して同期することができれば、それは大きな力になります(『非線形科学　同期する世界』　蔵本由紀　集英社新書)。

ホルモンは、〝集団の共感力〟をアップしてくれます。人間同士の付き合い、そしてその結果生み出される「同期」は、私たちの健康にとって、とても大きな影響を持ちます。私たちが作る「集団」の中、すなわち、清少納言が言う「人の中」で、お互いのシンパシーを強めるホルモンが、今後もっと見つけ出されていくと思います。

喜ぶ人と共に喜び、泣く人と共に泣きなさい。
「ローマの信徒への手紙　12章15節」

「ホルモン力」強化のための20箇条

十大ホルモンの強化法を第二章ですでに示しましたが、それも含めて、ここに示した20箇条を実行すれば、体全体のホルモンバランスが整います。どのようなホルモンが増えてくるのか、そして、そのホルモンがどのように体にいいことをしてくれるのかは、ここまで読んでいただいた皆さんには、すぐおわかりいただけると思います。日ごろの生活にぜひお役立てください。

1. 昼寝でもいいから、睡眠時間を何とか確保する
2. 夜はメールをチェックしない
3. 眠るときは部屋を真っ暗にする
4. なるべく多くの人と握手する

5. ペットを可愛がる
6. 時にはドキドキする勝負事にも挑戦する
7. 時々地図を見るようにする
8. 週末には「自分へのご褒美」スケジュールを入れる
9. 深呼吸をしてみる・大きくため息をついてみる
10. 体がポカポカするまで運動する
11. ぬるめのお風呂に体ごとつかる
12. 天気の日は必ず一度は外出する
13. 「おなかが空いた」と思える時間を持つ
14. おかずの品数はなるべく多くする
15. 発酵乳、野菜、ネバネバ食品を取るようにする
16. 困った問題は翌朝に持ち越す
17. 迷ったら周りの人と同じ行動をとってみる
18. 時には愚痴を思いっきり言ってみる
19. 毎日なるべく同じ時間には同じことをする
20. 三日坊主を恐れずにとにかくやってみる

エピローグ――「皇帝ペンギンの子育て」　私の結婚披露宴スピーチから

私は立場上、教室員の結婚式の披露宴でスピーチをすることがよくあります。これから新しい生活を始める若いカップルに向けて、私は、いつも〝餞《はなむけ》〟のショートストーリーを話すことにしています。

この本の最後に、そのなかで、比較的好評の「皇帝ペンギンの子育て」のお話をさせていただきたいと思います。

＊　＊　＊　＊　＊　＊

これからお二人で新しい生活を始められるにあたり、餞のお話をすこしさせていただきます。

世界で最も過酷な子育てをするといわれている「皇帝ペンギン」のお話です。皇帝ペンギンは、南極に住んでいて、しかも冬に繁殖をします。皇帝ペンギンのメスは、海岸から数十キロも内陸に入った所にわざわざ重さ４５０gの卵を一個だけ生みます。これは捕食者に襲われないためと、雛が育っていくとき氷が解けていないためです。ここにはもちろん餌はありません。皇帝ペンギンの夫婦が二人でどのようにして子育てをするかというと、まず卵を温めなければいけません。しかし、卵は一個ですし、二人が一緒になって頑張ろうとしても仕方ありません。まず産卵で疲れたメスが遠く離れた海まで餌を食べに行きます。その間、オスがたった一人で自分の足の上に卵を載せて温めるのです。マイナス60度、寒風吹きすさぶなか、何も食べずにずっと突っ立っているのです。

夫婦、役割分担、ああそうかと思わないでほしいです。オスの気持ちになってみてください。メスが帰ってくるのには数十日かかります。その間オスはずっと一人ぼっちです。ひょっとするとメスは、気が変わって食べ物が豊富な海岸に住みついてしまったり、あるいは体力がなくなって帰ってこないかもしれません。メスが帰ってこなかったら自分は死んでしまいます。しかしオスはひたすらメスの帰りを信じて卵を温めているのです。メスが帰ってきた時オスの体重は40％も減っているそうです。そしてやっと今度は、オスはメスと交代して餌を食べに海に行きます。こうした行為をオス、メス何回も何回も繰り返すのだそうです。

このような席では「これからはどうかご夫婦お二人、手に手を取って頑張ってください」と、よく言われます。しかし、現実はすこし違うと私は思います。私のところもそうですが、お二人はともにお仕事を持っておられます。いつも二人一緒にいられるわけではない。ひとりぼっちになることもあると思います。しかし、寒い氷原の上で、パートナーが必ず帰ってくることを信じてひたすら卵を温め続ける皇帝ペンギンの気持ちをどうかお二人に持っていただきたいと思います。

最近、私は心に残る言葉を聞きました。それは、

「**一人で生きていることができない人は、二人で生きていくことなんてできない。逆に二人で生きることができる人は、たとえ一人になることがあっても生きていける**」です。

自分の愛する人になるべく迷惑をかけたくないとパートナーを気遣うことができて、自分のことはなるべく自分ですることを実践できるもの同士であってこそ、二人でうまく生

活できて、そして、一人では手に入れられないもっと大きな倖せを、手に入れることができるのです。今日のお二人ならきっとそれは可能だと思います。

本日は誠におめでとうございます。

＊　＊　＊　＊　＊　＊

我々が「異性を愛する」ことは、子子孫孫にわたって、自分たちの情報を伝えていくために最も大切なことです。そのために数々のホルモンたちが関わっています。

一口に「恋愛」といいますが、まず「恋」があり、そして「愛」が生まれます。外国では、〝最初に恋、次に結婚、そしてベビーカーに乗った赤ちゃん〟といわれます。最初はとにかく異性を求め、キスをして関係を持ちたいと、やみくもに（特に男性は）思うものです。いわゆる欲情（Lust）が前面に出ます。この時には、男性ホルモンが主役です。男性仕様ホルモンのバソプレッシンも働きます。

こうして付き合うようになったあと、誰でも一年から二年は大変ハッピーな時期を迎えます。恋（Romance）、ロマンス一杯の時です。脳の中では、報酬系が活発に活動します。

依存症のところでお話しした通り、この時は、相手のことが頭から離れません。ドーパミン、ノルアドレナリンの分泌が高まり、セロトニンが低下します。しかし、このような蜜月時期は長くは続きません。その後、この二人が、ずっとパートナーとして、深い絆で結ばれることができるかどうかは、オキシトシンの力次第です。

〝ずっとこの人といたい、いてもいい〟という思いの達成は、恋愛の最終目的です。この気持ちは〝コミットメント、Commitment〟といわれています。この思いこそが「愛」です。

実は哺乳類の中で、一夫一婦生活をするのは、全体の動物の3％に過ぎません。生き残りのためには、メスが多くのオスを受け入れることで、たくさん子どもを作るほうが効率的だと考える生物が多く、数少ない子どもを夫婦が力を合わせてしっかりと育てる戦術を取る動物は、人間を含めむしろ少ないのです。

サルは放っておくと、もてるオスのところにメスが集まり、もてないオスがあぶれてしまいます。一夫一婦制は、もてるオスが多くのメスを養わないといけない苦労を軽減するのと同時に、もてないオスを有効利用するためにあるという説もあります。

一夫一婦制もホルモンによって仕掛けられています。一夫一婦の動物では、脳の〝報酬系〟の領域にも、オキシトシンの受容体が存在します。このことによってオキシトシンは、自分が本来力を発揮する脳の領域以外に、さらに他のホルモンの領域、自分が欲しいと思ったものを確保したいと思う〝報酬系〟にまで〝領海侵犯して〟興奮させ、ドーパミンをたっぷりと分泌させます。その結果、ロマンスの時期を過ぎても、別の異性を追い求めるのではなく、今のパートナーとずっといることに快感を覚えるのです。

さて、「皇帝ペンギン」の話に戻ります。

私は、若きペンギンのカップルでは、きっと産卵の後、オキシトシンの分泌が格別に高くなっているのに違いないと思っています（残念ながらそんな研究はいまだありませんが）。

彼らは卵を温めている時、絶食が続きます。自分の体の脂肪分を使い切ります。彼らが、この過酷な子育てができるのは、絶食に際して、脂肪分の燃焼を最小限に抑えることができるからです。

「ストレス食い」というものがあります。われわれは人間関係に行き詰まったり、孤独を感じたり、ムシャクシャするときに大食いして、ストレスを発散しようとします。何だか幸せな気分にもなれます。これは、食べることで腸から出るホルモンが脳に働きかけて、

皇帝ペンギンの親子

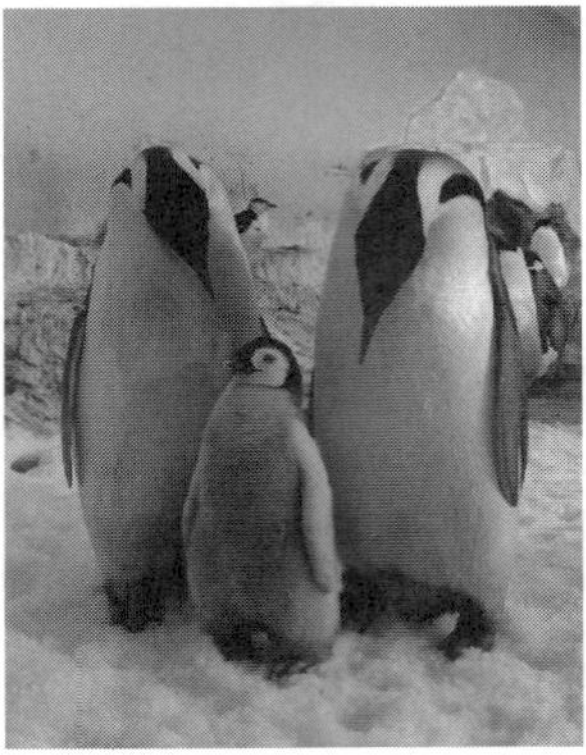

提供：アドベンチャーワールド

オキシトシンを分泌させ、報酬系を刺激することがその原因の一つです。食べることで分泌されたオキシトシンは、今度は、もうこれ以上食べなくてもいいと命令を出します。

産卵直後、オキシトシンの産生が最大になったつがいの皇帝ペンギンはコミットメントの気持ちで溢れている。そしてこれ以上食べる気持ちもない。だから、絶食にも耐えてパートナーを待ち続けることができるのではないか――と私は推論しています。

彼らは、どのようにして、絶食のなかで徐々に減っていくオキシトシンの作用を保ち続けることができるのでしょうか。

それを可能にさせているのは、きっと、彼らの足の上に置かれたひとつの卵――自分たちの子ども――の〝重さ〟なのではないでしょうか。

このたびも、前作『腸！　いい話』に続いて、朝日新聞出版の二階堂さやかさんには大変お世話になりました。

私は、2015年4月の、第88回日本内分泌学会学術総会の会長を仰せつかりました。学会のテーマを、「内分泌至上主義。」としました。ホルモンこそが、すべての医療の中心である、という我々ホルモンの専門医の矜持をこの言葉に込めました。

そして、この機会に、私が医者になってずっと向き合ってきたホルモンについて、しっかりと見直して、その偉大さを広く世間の人たちにわかっていただこうと思い立ち、この本の執筆を開始しました。しかしながら、ホルモンは100種類以上あり、それぞれ個性的で、十把一絡げでは語ることができません。十一面観音のようなホルモン——その全体像と、一つ一つの顔を知っていただこうとしたために、今回は、本当に艱難辛苦の連続でした。いつも私が執筆する倍以上の時間を費やし、途中で何度も〝無理、やめよう〟と思いました。

そんななか、二階堂さんは、変幻自在のアドバイス、まさに七色の魔球を私に投げかけてくれました。その結果、何とかこの本の上梓に至りました。私は、彼女に〝ホルモン力の凄さ〟を感じました。心より御礼申し上げます。

また、学会準備で忙しい中、ホルモン知識の整理を手伝ってくれた、私の教室の内分泌グループの、栗原勲、宮下和季、小林佐紀子、横田健一医師にもこの場を借りて感謝いたします。

伊藤　裕

2015年1月

ホルモンさくいん

伊藤　裕 いとう・ひろし
1957年、京都市生まれ。慶應義塾大学医学部内科学教授。京都大学医学部卒業、同大学大学院医学研究科博士課程修了。ハーバード大学医学部、スタンフォード大学医学部にて博士研究員、京都大学大学院医学研究科助教授を経て現職。専門は内分泌学、高血圧、糖尿病、抗加齢医学。高峰譲吉賞など受賞多数。著書に『臓器は若返る』『腸！ いい話』（朝日新書）など。

朝日新書
507

なんでもホルモン

最強の体内物質が人生を変える

2015年3月30日第1刷発行
2025年4月20日第4刷発行

著　者　伊藤　裕

発行者　宇都宮健太朗
カバーデザイン　アンスガー・フォルマー　田嶋佳子
印刷所　TOPPANクロレ株式会社
発行所　朝日新聞出版
〒104-8011　東京都中央区築地5-3-2
電話　03-5541-8832（編集）
　　　03-5540-7793（販売）

Published in Japan by Asahi Shimbun Publications Inc.
ISBN 978-4-02-273607-9
定価はカバーに表示してあります。

落丁・乱丁の場合は弊社業務部(電話03-5540-7800)へご連絡ください。
送料弊社負担にてお取り替えいたします。